上 海 家 长 学 校
家 政 教 育 系 列 丛 书

主编　熊筱燕　副主编　徐宏卓

家庭营养
膳食与保健

赵文秀　编著

上海人民出版社　上海远东出版社

图书在版编目（CIP）数据

家庭营养膳食与保健/赵文秀编著. —上海：上
海远东出版社，2021
（家政教育系列丛书/熊筱燕主编）
ISBN 978 - 7 - 5476 - 1745 - 8

Ⅰ. ①家… Ⅱ. ①赵… Ⅲ. ①膳食营养 Ⅳ. ①R151. 3

中国版本图书馆 CIP 数据核字（2021）第 176322 号

责任编辑　王　杰
封面设计　李　廉

本书由上海开放大学
"上海养老服务从业人员培训-家政、养老教育系列丛书出版"项目
资助出版

家政教育系列丛书
家庭营养膳食与保健
赵文秀　编著

出　　版　上海远东出版社
　　　　　（200235　中国上海市钦州南路 81 号）
发　　行　上海人民出版社发行中心
印　　刷　上海信老印刷厂
开　　本　710×1000　1/16
印　　张　16. 25
字　　数　211,000
版　　次　2021 年 9 月第 1 版
印　　次　2021 年 9 月第 1 次印刷
ISBN 978 - 7 - 5476 - 1745 - 8/R・122
定　　价　52. 00 元

家政教育系列丛书

编委会名单

总　序

　　家政，已经和都市人的生活紧密相连。缺少了家政服务，很多人不能一回到家就吃上热乎的饭菜，不能享受干净的居家环境，不能放下老人孩子安心地去工作……我们的生活离不开家政。

　　如果再进一步问大家什么是家政，也许大部分人会认为家政就是烧饭洗衣打扫卫生之类的家务劳动，只不过自己做叫"家务"，花钱请别人做叫"家政"。

　　此外，多数人还认为家政是一种帮助大家解决后顾之忧的简单职业，不需要太多的专业技能，只要会做家务就行。但是，如果继续追问大家对于家政服务的感受，恐怕又会有很多人叹息：家政服务员的素养和能力尚不能达到期待值，家政服务员不够"专业"。于是，我们发现在普通市民的认识中出现了一个悖论：家政不是一个"专业"VS家政服务员不够专业。谁错了？与其追究谁对谁错，不如思考如何更好地发展家政行业，以满足人民群众对美好生活的追求。

　　习近平总书记先后三次对于家政行业的发展做出重要指示。2013年习近平总书记在视察山东时明确指出："家政服务是社会需要，许多家庭上有老、下有小，需要服务和照顾，与人方便，与己方便。家政服务要讲诚信、职业化。"2018年全国"两会"期间，习近平总书记参加山东代表团审议时说："在我国目前发展阶段，家政业是朝阳产业，既满足了农村进城务工人员的就业需求，也满足了城市家庭育儿养老的现实需求，要把这个互利共赢的工作做实做好，办成爱心工程。"

2018 年习近平总书记在广东考察时强调："要切实保障和改善民生，把就业、教育、医疗、社保、住房、家政服务等问题一个一个解决好，一件一件办好。"

总书记的讲话正是对家政行业和家政教育的精准把脉。要把家政工作做好，关键是促进家政行业的职业化和专业化。当下社会对于家政行业的不满，主要原因就在于家政行业缺乏职业化和专业化。要解决这一问题，职业化要靠市场、靠政策；专业化要靠教育、靠培训。

家政行业长久以来处于一种自由市场状态中，政府政策较少涉及，资本运作也鲜有问津，家政行业就在这样一种几乎是放任自流的情况下缓慢发展。近几年，政府对于家政行业加大了关注，并相继出台和实施了一系列的家政法规，这对行业的发展发挥了积极作用。2019 年 6 月 26 日，国务院办公厅印发了《关于促进家政服务业提质扩容的意见》，具体提出了 36 项措施，要求各地要把推动家政服务业提质扩容列入重要工作议程，构建全社会协同推进的机制，确保各项政策措施落实到位。2019 年 12 月 19 日，上海市人大常委会通过了《上海市家政服务条例》，条例内容包括鼓励发展员工制家政服务机构，培养家政服务专业人才，符合条件的家政员可落户，可纳入公租房保障范围等，一项项具体措施正在逐渐发挥作用。

谈起家政教育和家政培训，那就必然要谈到上海开放大学。上海开放大学是全国开大/电大系统第一个举办家政学历教育的高校，也是上海第一所举办家政服务与管理专科教育的高校，目前还是上海乃至华东地区唯一一所举办家政学本科教育的高校。自 2012 年举办首届家政服务与管理大专班以来，上海开放大学累计招收该专业本、专科生 2811 人，已有 1400 多名学生获得该专业大专毕业证书。

在 9 年的家政专业办学过程中，上海开放大学一直坚持融通发展的理念。所谓"融"，就是专业的建设融入城市建设和社会发展中，全方位参与到社会生活中；所谓"通"，就是社会成果为家政所用，家政发展为社会所认；社会资源由家政专业共享，家政资源让社会共用。

近年来，上海开放大学家政专业建成了全市最先进的家政实训室，参与上海东方电视台"贴心保姆"节目录制，建设家政行业终身教育资历框架，并开展了学生创新课题研究等工作，为提高家政行业总体发展水平作出了重大贡献。

1 400 多名上海开放大学家政专业毕业生正在为上海的家政行业发挥着积极作用，但和上海 50 多万从业人员的大基数相比，只是沧海一粟。家政从业人员的素质提升，更需要开展大规模的非学历培训。而长期以来，家政行业的非学历培训都存在一个普遍的问题——重技能、轻理论。家政培训变成简单的技能训练，导致学习者只适应教学场景下的技能应用，而在实际工作场所中的知识技能迁移能力明显不足。

实现知识技能迁移的前提是了解其背后的专业原理，也就是所谓的理论知识。理论知识和实践应用的关系有多密切，可通过一个金陵女子大学家政学专业的故事来说明。1938 年，因为抗战，金陵女大西迁至成都，学校附近农村的孩子普遍营养不良，面黄肌瘦。原因其实很简单，连年战争使得孩子们吃饱都成问题，更不要说是吃肉摄入蛋白质。金陵女大家政学专业的学生遂开展社会服务，为附近农村的孩子磨制豆浆及其他豆制食品。当时营养学尚未成熟，家政学就已经在研究蛋白质对于人体的重要作用，并且发现在食用肉类获得动物蛋白极其困难的情况下，食用豆制品获得植物蛋白也能在很大程度上弥补蛋白质摄入的不足，促进人体健康。我们很难获得历史资料来评估金陵女大家政学专业学生这次社会服务的实际作用，但这种理论指导下的服务，值得推崇。

2021 年，在上海开放大学王伯军副校长的支持下，上海开放大学非学历教育部组织编撰"家政教育系列丛书"，非常荣幸能够担任这套丛书的主编，为家政行业、家政培训贡献自己的绵薄之力。作为主编，我将这套丛书定位于家政服务非学历培训用书和家政学历教育参考用书。丛书一共八本，大致可以分为三个层面。第一层面是理念层面，由上海开放大学学历教育部副部长、原家政专业负责人徐宏卓撰写了《家政与家庭生活》一书，是从家庭、家政服务员、家政公司、家政起源、未来发展等多个角度，宏观地审视家政行业与家庭生活的关系。第二层面是实操层面，包括赵文秀编撰的《家庭营养膳食与保健》、陈翠华编撰的《家庭健康管理》、芦琦编撰的《家政服务法律法规》、孙传远编撰的《家庭教育前沿》和杨敏编撰的《家庭美学》，这五本书从不同的角度深入研究家政和家庭，重点探讨如何通过科学的方法和积极态度，使得家政服务更加优质、家庭生活更加温馨。第三层面是保障层面，包括邓彦龙编撰的《社区与家庭安全管理》和李成碑编撰的《家政服务员职业道德》两本书，分别阐述了如何从物理安全和道德安全两个角度保障家政服务和家庭生活的安全。

我并不认为这八本书就已经囊括了家政学或者家政服务的所有方面，甚至可以说这套书只谈到了家政服务众多领域中的一小部分，并且这些领域选择还在一定程度上受到了作者专业的限制，在完整性上可能还存在一定瑕疵。但我觉得这都无关紧要，最重要在于"做"。面对这么大的市场、这么强烈的需求、这么蓬勃发展的行业，目前的家政非学历培训教材可以说是非常欠缺，特别是理念性的、知识性的培训教材几乎还是空白。在这样的背景下，勇敢地迈出第一步，努力地为这个行业创造一些价值、积累一些成果，就是对这个行业最大的贡献。在这个"做"的过程中，即便还存在一丝的不完善，但这种"不完善"依然是充满魅力的。

最后，在此丛书付印出版之时，本人作为主编依然感到内心惶恐。家政专业虽然历经百年，但在中国大陆依然属于一个新兴专业。与专业研究人员、专业研究成果之缺乏相对应的，却是专业飞速发展的时代需求。也许，丛书出版之日，就是知识落后之时。希望读者们能带着批判的眼光阅读，对于丛书中的落后与不足能够不吝赐教，以便未来再版时一并修正。

希望丛书能为中国家政行业的职业化、正规化尽绵薄之力。

丛书主编

南京师范大学金陵女子学院　熊筱燕

2021 年 7 月 1 日

目　　录

第三章　餐桌食材丰盛起来

第四章　家庭食品安全与营养

第五章　家庭中特殊生理人群的营养膳食

第六章　慢性疾病与膳食营养

附录

第一章　绪论

第一节　营养道，健康到

引言：

　　2500 年以前的春秋战国时期，当时医学还不发达，而被誉为"儒家之祖"的文圣人孔子却能享年 73 岁，究其原因，发现孔子非常注重食品营养与安全。《论语·乡党第十》中记载孔子的饮食要求："食不厌精，脍不厌细。食饐而餲，鱼馁而肉败，不食。色恶，不食。失饪，不食。不时，不食。割不正，不食。不得其酱，不食。肉虽多，不使胜食气。唯酒无量，不及乱。沽酒市脯不食。不撤姜食。不多食。祭于公，不宿肉。祭肉，不出三日，出三日，不食之矣。食不语，寝不言。"

　　孔子提出了许多饮食卫生的原则和鉴别食物的标准，阐述精辟，见解独到。他主张食物要精细制作，实现饮食卫生与饮食艺术的统一。这体现出中国古代饮食文化已经总结了物质和精神两个层面。

　　中国几千年的历史记载中不乏饮食养生的思想，早在上古夏、商、周时代，我们的祖先就开始懂得并重视食品营养和安全，探索总结出从多方面论述保持饮食均衡、维护身体健康的方法。例如，《黄帝内经·素问》中已提出"五谷为养、五果为助、五畜为益、五菜为充"

的饮食原则，体现出中华民族的膳食原则是在素食的基础上，力求荤素搭配，全面膳食。

均衡膳食是保障健康体魄的必然条件，合理营养是推进实施均衡膳食的前提。在人的整个生命周期中，膳食是人体生长发育和保持机体健康最直接和最重要的因素。长期有规律的合理膳食，不仅可以提供我们每天生理需要的营养素，而且有利于自我健康管理和预防慢性疾病。需要注意的是，营养学强调以食物为基础的膳食模式，而不是单一摄入营养素。

一、中国居民营养与健康现状

随着我国经济社会的发展和居民收入水平的不断提高，加之我国食物种类丰富、市场供应充足，居民食物消费结构正在加快转型升级，膳食质量显著提高（膳食能量和蛋白质摄入充足），居民营养状况不断得到改善，特别是农村居民的膳食结构得到较大的提高。《中国居民膳食指南科学研究报告（2021）》简本指出，农村居民碳水化合物的供能比从 1992 年的 70.1% 下降到 2015 年的 55.3%，动物性食物提供的蛋白质从 1992 年的 12.4% 提高到 2015 年的 31.4%，城乡差距逐渐缩小。然而，随着居民畜肉、禽肉、水产品等动物性食物的消费支出和消费量快速增加，食物消费中高脂肪高热量食物占比较大，由于膳食不合理造成的肥胖、高血压、2 型糖尿病等慢性疾病高发。

（一）营养与慢性病防控现状

《中国居民营养与慢性病状况报告（2020 年）》中指出，我国营养改善和慢性病防控工作取得了积极进展和明显成效。主要体现在以下几个方面：

一是居民体格发育与营养不足问题得到持续改善，城乡差异逐步缩小。居民膳食能量和宏量营养素摄入充足，优质蛋白质摄入不断增加。成人平均身高继续增长，儿童青少年生长发育水平持续改善，6岁以下儿童生长迟缓率、低体重率均已实现2020年国家规划目标，特别是农村儿童生长迟缓问题已经得到根本改善。居民贫血问题持续改善，成人、6～17岁儿童青少年、孕妇的贫血率均有不同程度的下降。

二是居民健康意识逐步增强，部分慢性病行为危险因素流行水平呈现下降趋势。近年来，居民吸烟率、二手烟暴露率、经常饮酒率均有所下降。家庭减盐取得成效，人均每日烹调用盐9.3g，与2015年相比下降了1.2g。居民对自己健康的关注程度也在不断提高，定期测量体重、血压、血糖、血脂等健康指标的人群比例显著增加。

三是重大慢性病过早死亡率逐年下降，因慢性病导致的劳动力损失明显减少。2019年，我国居民因心脑血管疾病、癌症、慢性呼吸系统疾病和糖尿病四类重大慢性病导致的过早死亡率为16.5%，与2015年的18.5%相比下降了2个百分点，降幅达10.8%，提前实现2020年国家规划目标。

（二）营养与慢性病防控的挑战

随着我国经济社会的发展和卫生健康服务水平的不断提高，居民人均预期寿命不断增长。慢性病患者生存期的不断延长，加之人口老龄化、城镇化、工业化进程加快和行为危险因素流行对慢性病发病的影响，我国慢性病患者基数仍将不断扩大。同时，因慢性病死亡的比例也持续增加，2019年我国因慢性病导致的死亡占总死亡的88.5%，其中心脑血管病、癌症、慢性呼吸系统疾病死亡比例共为80.7%，防控工作仍面临巨大的挑战。挑战主要体现在两个方面：

一是居民不健康生活方式仍然普遍存在。膳食脂肪供能比持续上升，农村首次突破30%推荐上限。家庭人均每日烹调用盐和用油量仍远高于推荐值。同时，居民在外就餐比例不断上升，食堂、餐馆中的用油用盐问题应引起关注。儿童青少年经常饮用含糖饮料问题已经凸显，15 岁以上人群吸烟率、成人 30 天内饮酒率超过 1/4，身体活动不足问题普遍存在。

二是居民超重肥胖问题不断凸显，慢性病患病或发病率仍呈上升趋势。城乡各年龄组居民超重肥胖率继续上升，有超过一半（50.7％）的成年居民超重或肥胖，6～17 岁、6 岁以下儿童青少年超重肥胖率分别达到 19％和 10.4％。高血压、糖尿病、高胆固醇血症、慢性阻塞性肺疾病患病率和癌症发病率与 2015 年相比有所上升。

二、营养与健康的关系

世界卫生组织指出，健康长寿的影响指数中，遗传占 15％、社会占 10％、医疗占 8％、气候占 7％、自我健康管理占 60％。由此可见，健康长寿大部分还是由个人的健康管理所决定的。自我健康管理包含健康的四大基石：合理饮食、适量运动、戒烟限酒、心理平衡。世界卫生组织在 2019 年 9 月 4 日发布的《基本营养行动：纳入全生命周期的重要举措》报告中指出，营养是所有人的健康和福祉的基础，是初级保健的关键核心内容，通过生命全过程营养管理（包括婴儿、儿童、青少年、成人和老年人）有助于提供综合保健和健康服务。

有些专家指出，现阶段的国人担心"吃什么才安全"的观念可能需要转变，中国应该进入"该怎么吃"的时代。经过多年的努力，中国的食品安全问题，总体来讲，已经处于有序、可控、稳中向好的态势，但由于不合理的膳食结构导致的慢性非传染性疾病带来的伤害日益凸显。世界卫生组织发布的《中国老龄化与健康国家评估报告》中指出，中国近 80％的老年人死亡归因于饮食风险（营养过剩或营养不良）、高血压、吸烟、空腹血糖升高、空气污染（室内及室外）和缺乏锻炼。中国 60 岁以上老年人的死亡中，超过 50％的死亡可归因于饮食风险和高血压。

　　中国人群不同膳食模式对健康结局的影响研究结果显示，以多吃蔬菜、水果、鱼虾水产品，经常吃奶类和大豆制品，保持适量的谷物和肉禽类，烹调清淡少盐为主要特点的江南地区模式，代表了东方健康膳食模式。《中国居民膳食指南科学研究报告（2021）》简本中指出，保持平衡膳食模式可以降低 2 型糖尿病、妊娠糖尿病、代谢综合征、乳腺癌、冠心病和非酒精性脂肪肝的发病风险，并可降低人群的全因死亡风险。

第二节　膳食结构对健康的影响

引言：

　　当现代人意识到要吃得健康时，他们总是能想到一些奇怪的食物，以致很多人办公桌上出现了一些瓶瓶罐罐，里面装着各种"营养素"。事实上，对于健康饮食而言，最要紧的不是吃哪种食物，而是采用什么样的膳食结构，也就是饮食方式。饮食方式包括三餐比例、各类食物的摄入数量和比例、烹调方式等内容。

　　过去10多年来，无论是中国的还是其他国家的膳食指南，都越来越提倡注重整体的饮食，而不仅仅关注某一种食物。不同国家的膳食结构特点基本能反映人们的饮食习惯和生活水平高低，同时也能反映出一个民族的传统文化、一个国家的经济发展和一个地区的环境与资源等多方面情况。膳食结构的合理程度对人体的健康有着非常重要的影响。

　　一个地区膳食结构的形成与当地生产力发展水平、文化科学知识水平及自然环境条件等多方面因素有关。由于影响膳食结构的这些因素是在逐渐变化的，所以膳食结构不是一成不变的，人们通过适当的干预可以促使其向更有利于健康的方向发展。然而，影响膳食结构的因素的变化一般都很缓慢，所以一个国家、民族或人群的膳食结构具有一定的稳定性，不会在短时间内发生重大改变。

一、膳食结构

（一）什么是膳食结构

　　膳食结构是指膳食中各类食物的数量及其在膳食中所占的比重。一般可以根据各类食物所能提供的能量及各种营养素的数量和比例来衡量膳食结构的组成是否合理。不同历史时期、不同国家或地区、不同社会阶层的人们的膳食结构往往有着很大的差异，也就是说一个人的膳食结构主要取决于所处地域、经济条件、文化习俗和个人习惯等因素，所以膳食结构因时空而异、因人而异。但总体来说，科学的膳食结构是获得良好营养及保持健康的关键所在。

（二）不同类型膳食结构的特点

　　膳食结构类型的划分有许多方法，但最重要的依据仍是动物性和植物性食物在膳食构成中的比例。根据膳食中动物性、植物性食物所占的比重，以及蛋白质、脂肪和碳水化合物的供给量作为划分膳食结构的标准，可将世界不同地区的膳食结构分为以下四种类型[①]。

1. 动植物食物平衡的膳食结构

　　该类型以日本为代表。膳食中动物性食物与植物性食物比例比较适当。其膳食特点是：谷类的消费量为年人均约 94 kg；动物性食物消费量为年人均约 63 kg，其中海产品所占比例达到 50%，动物蛋白占总蛋白的 42.8%；能量和脂肪的摄入量低于以动物性食物为主的欧美发达国家，每天能量摄入保持在 2 000 kcal 左右。宏量营养素供能比例为：碳水化合物 57.7%，脂肪 26.3%，蛋白质 16.0%。

---

① 中国就业培训技术指导中心. 公共营养师（基础知识）第 2 版 ［M］. 北京：中国劳动社会保障出版社，2012：199.

我们熟知的日本和食的特点是：小钵料理多，各种菜量不大，海产品居多，多保留食物原味，食物种类多。即使是超市便当也都标注"30 种食材，健康饮食"等字样，体现"多样的新鲜的食材以及对食材本身味道的尊重"和"营养均衡的健康饮食生活"的理念。该类型的膳食能量既能满足人体需要，又不至于过剩。蛋白质、脂肪和碳水化合物的供能比例合理。来自植物性食物的膳食纤维和来自动物性食物的营养素如铁、钙等比较充足，同时动物脂肪摄入量又不高，有利于避免营养缺乏病和营养过剩性疾病的发生，促进人体健康。此类膳食结构已经成为世界各国调整膳食结构的参考。

2. 以植物性食物为主的膳食结构

大多数发展中国家如印度、巴基斯坦和非洲一些国家等属此类型。膳食构成以植物性食物为主，动物性食物为辅。其膳食特点是：谷物食物消费量大，年人均约为 200 kg；动物性食物消费量小；动物性蛋白质一般占蛋白质总量的 10％～20％，低者不足 10％；植物性食物提供的能量占总能量近 90％。

该类型的膳食能量基本可满足人体需要，但蛋白质、脂肪摄入量较低，来自动物性食物的营养素如铁、钙、维生素 A 摄入不足。营养缺乏病是这些国家人群的主要营养问题。人们的体质较弱，健康状况不良，导致劳动生产率较低。但同时，以植物性食物为主的膳食结构，膳食纤维充足，动物性脂肪较低，有利于冠心病和高脂血症的预防。

3. 以动物性食物为主的膳食结构

这是多数欧美发达国家如美国和西欧、北欧诸国的典型膳食结构。其膳食构成以动物性食物为主，属于营养过剩型膳食结构。该膳食结构以提供高能量、高脂肪、高蛋白质、低纤维为主要特点，人均日摄入蛋白质 100 g 以上，脂肪 130～150 g，能量高达 3 300～3 500 kcal。食物摄入特点是：粮谷类食物消费量小，人均每年 60～75 kg；动物性食物及食糖的消费量大，人均每年消费肉类 100 kg 左右，乳和乳制品

$100 \sim 150\,kg$，蛋类约 $15\,kg$，食糖约 $35\,kg$。

我们熟知的西式快餐的特点是：方便快捷，西式快餐的食物制作速度快，多用冷冻半成品进行加工，烹饪方式以油炸、煎、烤为主；食物种类有限，肉类和甜饮料居多；具有三高（高热量、高脂肪、高蛋白质）和三低（低矿物质、低维生素和低膳食纤维）的特点。与植物性食物为主的膳食结构相比，营养过剩是具有此类膳食结构国家人群所面临的主要健康问题。心脏病、脑血管病和恶性肿瘤已成为西方人群的三大死亡原因，尤其是心脏病死亡率明显高于发展中国家。

4. 地中海膳食结构

该膳食结构以地中海命名是因为该膳食结构的特点是居住在地中海地区的居民所特有的，意大利、希腊可作为该种膳食结构的代表。该膳食结构的主要特点是：膳食富含植物性食物，包括水果、蔬菜、谷类、豆类等；食物的加工程度低，新鲜度较高，该地区居民以食用当季、当地产的食物为主；橄榄油是主要的食用油；脂肪提供能量占膳食总能量的 $25\% \sim 35\%$，饱和脂肪所占比例较低，在 $7\% \sim 8\%$；该地区居民每天食用适量的乳酪和酸乳，每周食用适量的鱼、禽，以新鲜水果作为典型的每日餐后食品，每周只食用几次甜食，每月食用几次猪、牛、羊肉及其制品。此膳食结构的突出特点是饱和脂肪摄入量低，膳食富含复合碳水化合物，蔬菜、水果摄入量较高。地中海膳食结构有利于预防心脑血管疾病、部分癌症、老年痴呆等。

二、中国居民的膳食结构现状及变化趋势

（一）中国居民膳食结构特点

中国地域辽阔，受经济发展和传统饮食文化的影响，不同地区膳食模式差异很大。根据以往 2002 年、2012 年、2015 年中国居民营养与健康状况监测分析，我国以浙江、上海、江苏等为代表的江南地区

膳食，可以作为东方健康膳食模式的代表。该区域膳食以米类为主食，新鲜蔬菜和水果的摄入量充足；动物性食物以猪肉和鱼虾类为主，鱼虾类摄入量相对较高，猪肉摄入量相对较低；烹饪清淡，少油少盐，比较接近理想膳食模式。

此外，根据气候特征、自然环境、资源分布的差异，我国西北地区、北方地区、青藏地区也表现出不同的膳食结构特点[①]：

（1）西北地区（以新疆居民膳食结构为例）：城乡畜类消费差距过大、肉品种类消费单一；膳食结构中蔬菜类和蛋类的摄入量均低于中国居民平衡膳食宝塔推荐值；乳类、盐类和油脂类的摄入量均高于中国居民平衡膳食宝塔推荐值。新疆地区居民的膳食结构总体上呈现高蛋白、高脂肪、低维生素、低矿物质的膳食模式倾向，且摄入的蛋白质以动物蛋白为主，植物蛋白较少，动植物蛋白摄入不平衡。

（2）北方地区（以北京居民膳食结构为例）：食物消费种类广泛，每日摄入的食物种类包括谷薯类、蔬菜、水果、乳制品、豆制品、水产品及畜禽肉、坚果等；谷薯类食物摄入充足，主食以面粉为主；畜肉类摄入均以猪肉为主，其次是牛肉、羊肉；盐摄入量较高；日常摄取的蛋白质中畜禽类、蛋类等动物蛋白占比较高，奶类与豆类等植物蛋白摄取较少。

（3）青藏地区（以西藏居民膳食结构为例）：糌粑和面粉是西藏居民日常膳食的主要构成；肉类和奶类消费远远高于全国平均水平；蛋类、豆制品、水果、蔬菜等摄入明显不足；动物蛋白的来源单一，以牛肉为主，羊肉为辅；植物蛋白的摄入量远低于中国居民平衡膳食宝塔推荐值。

---

① 覃尔岱，王靖，覃瑞，等．我国不同区域膳食结构分析及膳食营养建议［J］．中国食物与营养，2020，26（8）：82—87.

（二）中国居民的膳食结构变化趋势

当前中国城乡居民的膳食仍然以植物性食物为主，动物性食物为辅。随着社会经济发展，我国居民膳食结构虽向富裕型膳食结构的方向转变，但还存在很多不合理之处，由此导致的居民营养与健康问题仍需高度关注。根据 1992—2012 年中国城乡居民食物消费变化趋势，可见居民膳食结构主要有以下变化[①]：

（1）中国城乡居民的谷类食物摄入量符合膳食推荐值，但薯类摄入量急剧下降，杂粮摄入量也未达到推荐值下限。

（2）中国居民植物性食物的摄入量呈现下降趋势，但动物性食物和油脂的摄入量却不断上升。城乡居民对于蔬菜、水果的摄入量均达不到推荐值，且农村居民的新鲜蔬菜摄入量呈现出持续下降的趋势。蔬菜和水果的摄入量低，可能会引起膳食纤维和部分维生素、矿物质的摄入不足，导致营养缺乏症以及肥胖、2 型糖尿病、癌症和心血管疾病等慢性病的发生风险上升。

（3）中国城乡居民奶类摄入量总体呈增加的趋势，农村居民奶类摄入量尽管有所增加，但持续处于较低水平，而且与城市居民相比仍有较大差距。由于奶类蛋白质利用率高，维生素、矿物质含量丰富，摄入不足与糖尿病、心血管疾病、骨质疏松等慢性病的发生有一定关联，需引起重视。

（4）中国居民对畜禽肉和鱼虾类食物的摄入量呈现不断上升的趋势，不论城乡，畜禽肉类摄入量均高于推荐值，而鱼虾类摄入量远低于推荐值。动物性食物主要以畜肉为主，鱼虾类的比例较低，这对心脑血管疾病和消化道肿瘤的预防不利。

（5）中国城乡居民烹调油摄入量明显上升，并超出 25～30 g 的推

---

① 赵丽云，房玥晖，何宇纳，等 . 1992—2012 年中国城乡居民食物消费变化趋势［J］. 卫生研究，2016，45（04）：522—526.

荐日摄入量范围，中国城乡居民烹调盐摄入量有持续下降的趋势，但摄入量仍处于较高水平。油和盐的过量摄入，可能会导致相关疾病发生风险增加。

综上，中国城乡居民膳食结构不合理的问题仍普遍存在，膳食结构趋向"高能量密度"，偏离了平衡膳食的要求，造成脂肪摄入过高以及健康食物摄入减少，可能增加各类营养缺乏症和慢性病的患病风险。因此，针对目前的问题及时采取干预措施，优化膳食结构，提升居民健康素养和践行健康生活方式，对于控制膳食相关的营养缺乏症和慢性病有着重要意义。

第三节　膳食指南和膳食宝塔

引言：

西方人常说"人如其食"，即饮食习惯忠实地反映了个人性格与生活环境。试想一下，吃着辣椒直呼过瘾的四川妹子与热情泼辣性格的养成有没有关系？大口吃肉的内蒙姑娘与豪放粗犷性格的养成有没有关系？口味偏清淡的江南女子与甜美温柔性格的养成有没有关系？虽然各种各样的食物有着不同的营养，但膳食中的确存在"垃圾吃法"，也就是如何选择食物的种类和数量搭配膳食，选择哪种方式来烹饪食物，存在着合理与否的问题。

那么如何才能吃出健康呢？这就需要人们充分了解平衡膳食的知识，在一日三餐中体现平衡膳食，把握好"质"，控制好"量"，根据年龄、性别、生理状况、体力劳动轻重情况及饮食习惯，结合食物供给的种类和数量，科学地给自己和家人安排一日三餐。

俗话说"病从口入"，我们现在也讲"许多病是吃出来的"，糖尿病、高血压等慢性病的出现与饮食、运动等生活方式密切相关。为指导人们采用平衡膳食，中国营养学会依据科学营养原则和最新科学进展，紧密结合我国居民营养问题，特制定了《中国居民膳食指南》，以指导居民科学搭配食物，做到吃得营养、吃得健康，从而增强体质，预防疾病。

一、平衡膳食最关键

长期稳定的平衡膳食模式能最大程度地满足人体正常生长发育及各种生理活动的需要，并且可降低包括高血压、心血管疾病、糖尿病等多种疾病的发病风险。平衡膳食模式，指一段时间内膳食组成中的食物种类和比例可以最大限度地满足不同年龄、不同能量水平的健康人群的营养和健康需求。食物品种齐全，种类多样的膳食应由五大类基本食物组成：第一类为谷薯类，包括谷类（包含全谷物）和薯类，杂豆通常保持整粒状态食用，与全谷物概念相符，且常为主食的材料，因此也放入此类；第二类为蔬菜和水果类；第三类为动物性食物，包括畜、禽、鱼、蛋、奶类；第四类为大豆类和坚果类；第五类为纯能量食物如烹调油等[①]。

二、吃饭"说明书"

长期的习惯会对健康产生积极或消极的影响。所以，不要忽视吃下去的每一口食物。这里，送给你一本健康人群的营养宝典——《中国居民膳食指南》：新鲜多样的食材原料，低盐低糖少加工的烹饪方式，营养均衡的膳食搭配，为一般人群和特定人群提供膳食指导。

1989 年，我国首次发布《我国居民膳食指南》，随后在 1997 年和 2007 年进行了两次修订。然而，随着经济的发展和人们生活水平的提高，高血压、糖尿病、高血脂、心脑血管疾病等慢性病比例仍在增长。最新数据显示，我国居民动物性食物尤其是畜肉摄入过多，烹调油和

---

① 中国营养学会. 中国居民膳食指南（2016）[M]. 北京：人民卫生出版社，2016：4.

食盐摄入水平居高不下，年轻人饮料消费增多导致添加糖摄入量明显增加。国民的健康意识虽有了一定的进步，但仍然存在很多不良的饮食习惯。为更好地应对这些问题，中国营养学会结合当前国情和科研进展，对《中国居民膳食指南（2007）》进行了修订，最终完成了《中国居民膳食指南（2016）》。

《中国居民膳食指南（2016）》由一般人群膳食指南、特定人群膳食指南和中国居民平衡膳食实践三个部分组成，同时推出了中国居民膳食宝塔（2016）、中国居民平衡膳食餐盘（2016）和中国儿童平衡膳食算盘（2016）三个可视化图形，指导大众在日常生活中的具体实践。部分内容会在后面的章节中体现，此处我们仅对六条适用于 2 岁以上健康人群的膳食指南进行论述。

（一）食物多样，谷类为主

关键推荐：

（1）每天的膳食应包括谷薯类、蔬菜水果类、畜禽鱼蛋奶类、大豆坚果类等食物。

（2）平均每天摄入 12 种以上食物，每周 25 种以上。

（3）每天摄入谷薯类食物 250～400 g，其中全谷物和杂豆类 50～150 g，薯类 50～100 g。

（4）食物多样、谷类为主是平衡膳食模式的重要特征。

（二）吃动平衡，健康体重

关键推荐：

（1）各年龄段人群都应天天运动、保持健康体重。

（2）食不过量，控制总能量摄入，保持能量平衡。

（3）坚持日常身体活动，每周至少进行 5 天中等强度身体活动，累计 150 分钟以上；主动身体活动最好每天 6 000 步。

（4）减少久坐时间，每小时起来动一动。

（三）多吃蔬果、奶类、大豆

关键推荐：

（1）蔬菜水果是平衡膳食的重要组成部分，奶类富含钙，大豆富含优质蛋白质。

（2）餐餐有蔬菜，保证每天摄入 300～500 g 蔬菜，深色蔬菜应占 1/2。

（3）天天吃水果，保证每天摄入 200～350 g 新鲜水果，果汁不能代替鲜果。

（4）吃各种各样的奶制品，相当于每天液态奶 300 mL。

（5）经常吃豆制品，适量吃坚果。

（四）适量吃鱼、禽、蛋、瘦肉

关键推荐：

（1）鱼、禽、蛋和瘦肉摄入要适量。

（2）每周吃鱼 280～525 g，畜禽肉 280～525 g，蛋类 280～350 g，平均每天摄入总量 120～200 g。

（3）优先选择鱼和禽。

（4）吃鸡蛋不弃蛋黄。

（5）少吃肥肉、烟熏和腌制肉制品。

（五）少盐少油，控糖限酒

关键推荐：

（1）培养清淡饮食习惯，少吃高盐和油炸食品。成人每天食盐不超过 6 g，每天烹调油 25～30 g。

（2）控制添加糖的摄入量，每天摄入不超过 50 g，最好控制在 25 g

以下。

（3）每日反式脂肪酸摄入量不超过 2 g。

（4）足量饮水，成年人每天 7～8 杯（1 500～1 700 mL），提倡饮用白开水和茶水；不喝或少喝含糖饮料。

（5）儿童少年、孕妇、乳母不应饮酒。成人如饮酒，男性一天饮用酒的酒精量不超过 25 g，女性不超过 15 g。

（六）杜绝浪费，兴新食尚

关键推荐：

（1）珍惜食物，按需备餐，提倡分餐不浪费。

（2）选择新鲜卫生的食物和适宜的烹调方式。

（3）食物制备生熟分开、熟食二次加热要热透。

（4）学会阅读食品标签，合理选择食品。

（5）多回家吃饭，享受食物和亲情。

（6）传承优良文化，兴饮食文明新风。

三、直观实用的膳食宝塔

为了帮助居民把膳食指南的原则具体应用于日常膳食实践，中国营养学会提出了中国居民平衡膳食宝塔。中国居民平衡膳食宝塔提出了一个在营养上比较理想的膳食模式。在《中国居民膳食指南（2016）》中，中国居民平衡膳食宝塔也作了相应的调整（图 1-1）。

最顶层是油脂和盐，油脂每天的摄入量应该在 25～30 g，盐的摄入量应不超过 6 g；第四层是奶类和豆类食物，每天奶及奶制品的摄入量在 300 g，大豆及坚果类的摄入量在 25～35 g；第三层是水产品、畜禽肉、蛋等动物性食物，每天畜禽肉和水产品的摄入量均应在 40～75 g，蛋类的摄入量应在 40～50 g；第二层是蔬菜和水果，每天蔬菜的摄入量

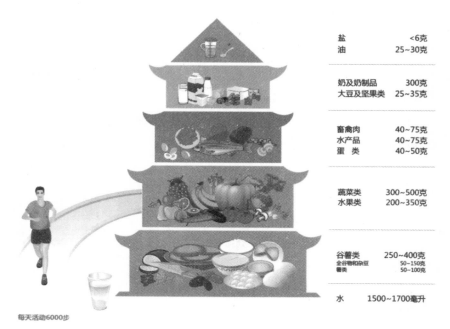

盐　　　　　　　<6克
油　　　　　　　25～30克

奶及奶制品　　　300克
大豆及坚果类　　25～35克

畜禽肉　　　　　40～75克
水产品　　　　　40～75克
蛋　类　　　　　40～50克

蔬菜类　　　　　300～500克
水果类　　　　　200～350克

谷薯类　　　　　250～400克
全谷物和杂豆　　50～150克
薯类　　　　　　50～100克

水　　　　　　　1500～1700毫升

每天活动6000步

图 1-1　中国居民平衡膳食宝塔（2016）

应在 300～500 g，水果的摄入量应在 200～350 g；最底层是谷薯类食物，每天的摄入量总共应在 250～400 g。此外，每人每天应饮水 1500～1700 mL，每天活动 6000 步。

这里要提醒大家：《中国居民膳食指南（2016）》中建议在一段时间内（3～7 天），膳食结构达到一个平衡合理的状态，并没有要求每日膳食都达到理想膳食模式的水平。

为了保证获取足够的膳食营养，我们一定要做到这几点：主食，必须吃，因为主食是能量的主要来源，富含植物蛋白、膳食纤维、维生素等；蔬菜，要爱吃，因为蔬菜富含水分、维生素，注意深浅搭配，多选深色蔬菜；水果，适量吃，因为水果富含维生素、矿物质、维生素，糖分较高；蛋奶，每天吃，每天一个鸡蛋、一杯奶，补充优质蛋白质；坚果，要巧吃，坚果中蛋白质和脂肪含量较高，同时含有矿物质和维生素；鱼肉，优选吃，鱼肉中含有不饱和脂肪酸，富含优质蛋白质、维生素、矿物质；畜肉，要少吃，畜肉含有较多的饱和脂肪酸，含有一定量的胆固醇；水，要多喝，水是体液的主要成分，切忌用饮料代替。

健康非一日之功，养生需细水长流。只有食物多样，合理搭配，方能实现营养全面。

第二章 人是铁，饭是钢

第一节　食物在人体中的旅行

引言:

　　俗话说"人是铁，饭是钢"，我们每天要吃进很多食物，这些食物含有丰富的蛋白质、脂肪、碳水化合物、维生素、矿物质等营养物质。很多营养物质是一些结构复杂的有机物，不能直接被人体利用，必须在消化道内经过分解，变成结构简单的小分子物质，才能透过消化道，进入血液，供应给组织细胞利用。食物在消化道内分解成为可吸收的小分子物质的过程称为消化。消化后的营养成分通过消化道黏膜进入血液循环的过程称为吸收。消化和吸收对人体都很重要。

一、人体的消化系统

　　消化系统是由消化道和消化腺两大部分组成。消化道包括口腔、咽、食管、胃、小肠（十二指肠、空肠、回肠）和大肠（盲肠、阑尾、结肠、直肠、肛管）等部位。临床上常把口腔到十二指肠的这一段称为上消化道，空肠及以下的部分称为下消化道。消化腺有小消化腺和大消化腺两种。小消化腺散在消化管各部的管壁内，大消化腺有三对唾液腺（腮腺、下颌下腺、舌下腺）、肝脏和胰脏。消化系统是人体八大系统之一。

二、食物的消化

食物的消化吸收过程包括咀嚼、吞咽、胃肠运动、消化液分泌及各种营养素吸收[①]。

食物的消化有两种形式：一种是靠消化液和消化酶的作用对食物进行化学性分解的化学性消化；另一种是通过牙齿的咀嚼和胃肠的蠕动，将食物磨碎、搅拌，并与消化液混合的机械性消化。

（一）口腔内消化

食物在口腔内经牙齿的咀嚼和舌的搅拌与唾液混合，达到机械性消化。唾液中含有唾液淀粉酶，可使谷物中的淀粉转化为麦芽糖。但食物在口腔中停留时间较短，淀粉不能被完全消化。因唾液中不含其他酶，所以脂肪和蛋白质等在口腔中不能被分解。

（二）胃内消化

胃壁的蠕动使食物与胃液充分混合成为食糜。胃液中主要含有三种成分：胃蛋白酶原、盐酸（胃酸）和黏液。

胃蛋白酶原经胃酸作用后活化成胃蛋白酶，可将各种水溶性蛋白质分解为蛋白胨。胃酸还可将随食物进入胃内的细菌杀死，并进入小肠后刺激胰液、胆汁和小肠液的分泌。胃黏液有润滑作用，可减少食物对胃黏膜的摩擦损伤，防止胃酸和胃酶对胃黏膜进行腐蚀，故对胃具有保护作用。

---

① 中国就业培训技术指导中心．公共营养师（基础知识）第 2 版［M］．北京：中国劳动社会保障出版社，2012：9—12.

食糜自胃进入小肠的过程称为胃的排空。胃的排空时间因食物形态、性质和胃蠕动情况而异。一般混合食物的排空时间约为 4～5小时。

(三) 肠内消化

食糜进入十二指肠后，因带酸性，会刺激胰腺分泌胰液，肝胆分泌胆汁，小肠黏膜分泌小肠液。

胰液是一种碱性消化液。胰腺中含有的胰淀粉酶能将食物中的淀粉分解成麦芽糖，并在麦芽糖酶的作用下进一步分解成葡萄糖；胰蛋白酶、胰凝乳蛋白酶和羧肽酶，可将蛋白质消化成蛋白胨、肽和氨基酸；胰脂肪酶将脂肪消化分解成为脂肪酸和甘油。

胆汁是一种味苦的碱性液体，其成分包括胆盐、胆红素、胆固醇、卵磷脂等。胆盐可乳化脂肪，促进脂肪消化，也可与脂肪酸结合，促进脂肪酸的吸收。

肠液是一种弱碱性液体，主要含有的消化酶是淀粉酶、麦芽糖酶、蔗糖酶、乳糖酶、脂肪酶和肠肽酶等。这些酶和胰液中的消化酶及胆盐相互配合，将食物中的多糖和双糖分解成单糖，将脂肪分解成甘油和脂肪酸，将蛋白胨、肽分解成氨基酸，使食物得以彻底消化。

食糜在小肠的运动过程中完成上述消化作用，其营养成分绝大部分在小肠壁被吸收，剩余的食物残渣形成粪便，到达直肠经肛门排泄出体外。

三、营养素的吸收

吸收作用是一个复杂的过程，包括物理过程和生理过程两个方面。物理过程有滤过、扩散、渗透等作用；生理过程主要是小肠壁上皮细胞膜的主动运输作用。各段消化道对营养素的吸收能力也不同。口腔基本上无吸收功能，胃只能吸收少量的水和乙醇，结肠可吸收盐类和水分，小肠是人体最主要的吸收部位。如果把人体比喻成一家工厂，肠道就是工厂的"加油站"和"下水道"。各种食物在这里被分解、吸收，剩下的残渣也从这里被排出体外。

小肠一般情况下有 4～6 m 长，具有皱褶与大量绒毛及微绒毛，形成巨大的吸收面积（可达 200 m²）。食物在小肠内停留约 3～8 小时均有利于小肠的吸收。糖类几乎全部在十二指肠和空肠被吸收，脂肪的吸收主要在十二指肠下部和空肠上部，氨基酸的吸收在小肠上段，水和无机盐的吸收也在小肠。

大肠的主要功能是吸收水分和无机盐类，调节机体对水和电解质的平衡。值得一提的是，大肠内有丰富的细菌生态，细菌可以利用肠内较为简单的物质，合成 B 族维生素和维生素 K。此外，细菌能够分解食物残渣中未被消化的碳水化合物、蛋白质与脂肪。

目前，随着人们对肠道的进一步研究发现，肠道不仅是人体最大的消化器官，而且还有免疫作用。诺贝尔生物和医学奖获得者、俄罗斯微生物学与免疫学家梅契尼可夫提出，世界上最好的长寿秘诀就是肠道健康。研究还发现，包括肥胖、糖尿病、癌症等在内的 50 多种疾病都与肠道菌群失调有关。因此，保持肠道健康得到了人们越来越多的重视。

四、营养代谢物的排泄

食物中的营养素及其他成分经过消化、吸收后，会产生一些代谢产物。人体必须将这些代谢产物以及进入机体的异物或有害物质排出体外，才能维持人体内部环境的稳定，这一过程叫作排泄。

人体排泄的途径主要有四条，分别是肾脏尿液的排泄，皮肤汗液的排泄，气管、支气管及肺等呼吸器官的排泄，大肠粪便的排泄。其中，肾脏尿液的排泄是人体最为重要的排泄途径，通过尿液，可以排泄体内的尿素、尿酸等，调节人体水分含量，维持人体体液中离子成分的浓度。

第二节 能量，生命的动力之源

引言：

　　正如汽车行驶需要燃料作为动力一样，人类一切生命活动也需要能量作为动力，可以说没有能量就没有生命。能量的最终来源是太阳能，太阳能通过光合作用进入植物体内，并通过"植物—动物—人"的食物链进入人体。

　　我们说维持健康体重的关键是"管住嘴，迈开腿"，体现了人体能量的来源和消耗方式。能量本身不是营养素，它是由食物中的蛋白质、脂肪和碳水化合物在体内经过分解代谢释放出来的。食物释放出的能量帮助人们维持体温和进行正常的生理活动。细胞的生长繁殖、组织的自我更新、营养物质的运输、代谢废物的排出等都需要能量。即使当我们在睡眠时，呼吸、消化、内分泌、循环系统等主要生命活动也需要消耗能量。

　　人体为了维持生命活动，必须每天从各种食物中获取能量，以满足机体的需要，如内脏的活动、肌肉的收缩、维持体温以及生长发育等。成年人健康体重取决于体内的能量平衡，即能量摄入与能量消耗的平衡。能量平衡既受到外界环境如进食行为、体力活动以及精神压力等因素的影响，也受到内部环境如细胞因子、受体、激素以及"神经—体液"系统的影响。任何原因导致的能量失衡都会引起一系列的健康问题。

一、能量的来龙去脉

能量是机体活动的动力来源。国际上能量的统一单位是焦耳（J），营养学领域常用的能量单位除了焦耳（J）外，还有卡（cal）及千卡（kcal）。1千卡是指1个标准大气压下，1kg纯水温度由15℃上升到16℃所需的热能。营养学由于所用能量数值较大，多以千焦（kJ）或千卡（kcal）作为常用单位。千焦（kJ）与千卡（kcal）能量单位的换算关系是：1千卡（kcal）＝4.184千焦（kJ）[①]。

（一）能量的来源

人体所需的能量来源于食物中的碳水化合物、脂肪和蛋白质三种产能营养素，这三种营养素每克供给人体的能量分别为4 kcal（16.7 kJ）、9 kcal（37.6 kJ）、4 kcal（16.7 kJ）。这三种蕴藏能量的营养素普遍存在于各类食物中。

1. 碳水化合物

对于人体内的能量而言，碳水化合物相当于"现金"和"活期存款"。当人体需要使用能量的时候，血糖是最直接也是最快派上用场的。而储存在肝脏和肌肉当中的糖原，是在血糖不足时作为支援部队最快动员出来的。碳水化合物来供应能量对身体的负担最小，因此成人的全天能量中，碳水化合物供能占总能量的50%～65%，是最主要的能量来源。碳水化合物分解成葡萄糖之后，葡萄糖释放能量提供给人体。大脑对营养物质的需求非常苛刻，只有葡萄糖才是脑力活动的

---

① 孙长颢. 营养与食品卫生学（第8版）[M]. 北京：人民卫生出版社，2017：51.

唯一能源，人体需要持续稳定地给大脑提供能量。谷物、杂豆、薯类是碳水化合物的主要来源。

2. 脂肪

对于人体内的能量而言，脂肪相当于"定期存款"。当碳水化合物不够时，就需要脂肪提供能量。脂肪提供的能量比较慢，产生的热量也会比较持久。脂肪是热能的储存库，当热量供大于求时，可以转化为脂肪储存在体内；当饥饿时，又可以首先动用体脂，保护体内的蛋白质不被消耗。但脂肪摄入过多会造成肥胖。脂肪的主要来源是肉类、烹调油和坚果。特别需要提醒的是，畜肉的脂肪含量较高，因此每日饮食安排要适量。对于成人，全天能量中脂肪提供的能量建议在20%～30%比较合适。

3. 蛋白质

对于人体内的能量而言，蛋白质相当于"不动产"，是不能轻易动用的。如果说人体频繁大量动用蛋白质的话，这个人的健康肯定会有问题。因此，虽说蛋白质也是三大产能营养素之一，但是我们希望蛋白质能够发挥更重要的生理功能。我们建议成人的蛋白质每日供能占全天总能量的10%～20%比较合适（蛋白质占能量的百分比是计算而来的）[①]。

碳水化合物、脂肪和蛋白质这三种供给能量的营养素在代谢中可以互相转化，但彼此不能完全替代，因为它们在人体内各有独特的生理功能。在膳食中，三种产能营养素应保持恰当的比例。

（二）能量的消耗

人体的能量消耗根据人群种类和活动情况不同而不同。成年人的

---

① 中国营养学会. 中国居民膳食营养素参考摄入量（2013 版）［M］. 北京：科学出版社，2014：48—52.

能量消耗主要用于维持基础代谢、体力活动和食物特殊动力作用三个方面。对于生长发育中的儿童，还包括生长发育和身体各种组织增长和更新所需要的能量。对于孕妇，还包括胎儿的生长及体脂贮备，乳母还需要合成乳汁。健康成人维持基本生命活动消耗的能量通常在一个稳定范围内，而日常身体活动和运动消耗的能量变化较大。因此，进食量和身体活动是维持能量平衡的两个决定性因素[①]。

1. 人体的基础代谢

人体的基础代谢是指用于维持机体体温、呼吸、心跳、胃肠蠕动、神经腺体活动等需要。基础代谢受许多因素的影响，如身高、体重、性别、年龄、气候、精神等。一般来说，男性比女性高，儿童和青少年比成年人高。基础代谢占总能量消耗的60%～70%。

常用的公式包括 Mifflin-St Jeor 公式，身高的单位是厘米（cm），体重的单位是千克（kg）。

男性：基础代谢率（BMR）＝ 10 × 体重 + 6.25 × 身高 − 5 × 年龄 + 5

女性：基础代谢率（BMR）＝ 10 × 体重 + 6.25 × 身高 − 5 × 年龄 − 161

这只是计算基础代谢率的一个常用公式，当然还有一些其他的公式。不同公式计算出的基础代谢率差别在 100～200 kcal 之间。但这些公式都是估算，所得的 BMR 与实际测定可能有 15% 的出入。

2. 体力活动的能量消耗

人们在日常工作生活中要从事各种体力活动，需要消耗一定的能量。除基础代谢外，体力活动是人体能量消耗的主要因素。机体活动时耗氧量增加，能量的消耗就增加。通常各种体力活动消耗的能量占人体总能量消耗的 15%～30%。体力活动消耗能量的数量与劳动强度、

---

① 孙长颢. 营养与食品卫生学（第 8 版）[M]. 北京：人民卫生出版社，2017：51.

劳动时间、劳动姿势及熟练程度有关。一般情况下，肌肉发达者、体重大者、劳动强度大及劳动时间长者能量消耗较多。中国营养学会专家委员会在制定中国居民膳食营养素参考摄入量表（DRIs 2013）时，将我国居民体力活动强度调整为三级：轻度、中等、重度。

（1）轻体力劳动：75％的时间坐或站立，25％的时间活动。如办公室工作、化学实验操作、教师讲课等。

（2）中等体力劳动：25％的时间坐或站立，75％的时间从事特殊职业活动。如学生日常活动、机动车驾驶等。

（3）重体力劳动：40％的时间坐或站立，60％的时间从事特殊职业活动。如非机械化的农业劳动、体育运动等。

此外值得提醒的是，现代生活方式使人们很容易形成久坐的习惯，久坐会使能量消耗减少，脂肪堆积，同时增加很多慢性病的患病风险，因此建议大家在工作学习时每小时起来运动休息一下，减少久坐带来的身体伤害。

3. 食物特殊动力作用

食物给我们提供能量，但我们人体在摄入这些食物、消化利用食物的过程中也要消耗能量，我们称之为食物特殊动力作用。蛋白质的特殊动力作用最高，相当于其本身提供能量的 20％～30％，脂肪为 0％～5％，碳水化合物为 5％～10％，普通的混合膳食，食物特殊动力作用耗能约等于每日总能量的 10％。脂肪本身热量较高，但消化利用起来却不需要消耗太多能量，因此摄入脂肪过多就容易造成肥胖。

4. 生长发育

婴幼儿、儿童、青少年的生长发育需要能量，主要包括机体生长发育中形成新的组织所需要的能量及新生成的组织进行新陈代谢所需要的能量。每增加 1 g 新组织约需要消耗 20 kJ 能量。孕妇为了满足胎儿的生长发育和自身的孕期需要，也要消耗能量。乳母合成和分泌乳汁也需要额外补充能量。

二、能量平衡和持之以恒

（一）能量平衡的意义

人体每天从食物中摄取的能量需要量和身体消耗的能量应保持平衡状态。能量摄入不足可造成体力下降，工作效率低下，还会造成脂肪和蛋白质贮存量少，使得身体对环境的适应能力和抵抗力下降；过多的能量摄入将造成严重的健康问题，如肥胖、高血压、糖尿病等。但并非任何人在任何一天内摄入和消耗的能量总量相等，一般在5～7天内达到平衡即可。

人体能量的需要量依性别、年龄、劳动强度的不同而有所差异，如成年男子轻度体力劳动每日能量需要量为 2 250 kcal，成年女子轻度体力劳动每日能量需要量为 1 800 kcal。儿童、青少年、孕妇、乳母的能量供给量应相应增多。老年人的基础代谢率降低，体力活动减少，能量摄入应适当减少以免肥胖。

（二）保持能量平衡

虽然体重的变化受生理、代谢、环境、行为和基因等多种因素的影响，但是对于一个正常成人来说，体重是判断能量平衡的最好指标。从能量平衡理论来看，能量的摄入与消耗是影响体重变化的根本原因；从减重实践来看，体重变化体现出人为干预和机体生理调节两种作用[①]：人为干预更多是行为干预，主要包括控制吃以减少能量摄入和多运动以增加身体活动能耗；机体的调节主要是指机体通过中枢神经系统及神经内分泌系统的调节，来精确调控能量的摄入与消耗，比如基础代谢率的生理调节和各要素代谢性补偿。人为干预和生理调节的最

---

① 潘娣. 运动与饮食干预下肥胖儿童体重变化的能量平衡与失衡［D］. 北京：北京体育大学，2017：79—85.

终作用是使机体通过体重改变达到能量平衡。

因此，想要保持健康体重，就必须从以下几方面入手：

1. 保持健康的作息

体重失衡的原因需要从遗传、作息、饮食、营养、环境等因素综合考量，而这些因素又是通过一个或多个能量平衡要素实现对体重的共同作用。例如，生长激素和瘦素本身有影响食欲的作用，生长激素可以刺激食欲，而瘦素可以控制食欲。如果长期熬夜，体内生长激素水平就会逐渐升高，与之相对的瘦素水平则会降低，因此，你会发现熬夜时对于高能量食物有特别的偏好。

2. 科学调控每日热量的摄入与消耗

科学管控体重的关键在于使摄入的热量与消耗的热量之间保持平衡。人们可以在坚持膳食平衡的原则下，根据自己的能量需求，适当改变三大产能营养素的能量摄入比例，比如适当的低碳水化合物饮食可有效降低体重，调节血糖、血脂水平，改善糖脂代谢。同时，人们应坚持科学地运动，适当增加运动量可以提高机体的基础代谢率，长期坚持有氧运动可降低体重，改善糖脂代谢。

3. 持之以恒地坚持微小改变

最好的饮食与运动管理计划是一个易于接受、管理和持续下去的计划。要提高人们对体重管理措施的依从性，则需要有计划地作出改变，并且要根据情况及时进行动态调整。美国一项全民性的预防体重增长计划提倡每天多走 2 000 步，少摄入 100 kcal 的热量。研究结果显示，该计划在增加受试者的总体力活动水平，减少能量摄入，降低体重方面效果明显。

第三节　食物里含有的营养素

引言：

　　现代社会，人们的营养问题已经不是营养缺乏，而是营养不均衡。营养摄取的不均衡导致了现代人慢性疾病的高发。目前全球约有 20 亿人处于"隐性饥饿"状态，中国约有 3 亿的"隐性饥饿"人口，是世界上受该问题挑战最为严重的国家之一。隐性饥饿是指由于营养不均衡或者缺乏某种维生素及人体必需的矿物质，从而产生隐蔽性营养需求的饥饿症状。隐性饥饿患者在表面上看起来是一个健康的人，但其患癌症、糖尿病、心脑血管疾病等慢性病的风险大大增加（大约 70％的慢性疾病与隐性饥饿有关）。此外，隐性饥饿还会影响人的智力、体力、免疫力以及造成出生缺陷，严重危害身体健康。

　　如果说显性饥饿是由于缺乏碳水化合物、蛋白质、脂肪等营养物质而造成的，则可以通过传统意义上的"充饥""吃饱"来解决；而隐性饥饿是由于营养不均衡和缺乏微量元素、维生素、矿物质而造成的，则需要通过"吃对""吃好"来解决。

　　食物是人类赖以生存的物质基础。食物提供人体必需的各类营养素，且不同的食物所含营养素的数量与质量也不同，因此膳食中的食物组成是否合理、提供营养素的数量与质量是否适宜等对于维持机体的生理功能、生长发育、促进健康及预防疾病至关重要。目前已知人体必需营养素有 40 多种，根据其化学性质和生理作用，可概括为七大类，分别是蛋白质、脂肪、碳水化合物、矿物质、维生素、膳食纤维和水。其中蛋白质、脂肪、碳水化合物为宏量营养素，又称为产能营养素，机体需要量大，体内含量多，而且能产生能量；矿物质、维生素为微量营养素，目前很多缺乏症都与微量营养素的不足有关；膳食纤维和水也是生命的重要元素，对人体有着重要的生理作用。

一、蛋白质——最重要的身体生长推进剂

蛋白质是生命的基础，没有蛋白质就没有生命。蛋白质是组成人体一切细胞、组织的重要成分，几乎在所有的生命过程中都起着关键作用。一个体重 70 kg 的健康成年男性体内大约含有 12 kg 蛋白质。蛋白质的主要作用是构造人的身体、修补人体组织、维持机体正常的新陈代谢和各类物质在体内的输送，如免疫蛋白可维持机体免疫功能，血红蛋白携带运送氧气，蛋白质或其衍生物还能构成某些激素（胰岛素、甲状腺素、垂体激素等）。

（一）优质蛋白质

蛋白质是由 20 种氨基酸组成的，其中有 8 种氨基酸是人体不能合成的，必须从食物中摄取，称为人体必需氨基酸。衡量蛋白质的优劣，主要取决于食物所含的 8 种人体必需氨基酸是否齐全、配比是否均衡。如果食物含有 8 种必需氨基酸且配比均衡，则称为完全蛋白质（或称优质蛋白质）。优质蛋白质生物价高，可以减少肝肾的负担，且优质蛋白质的氨基酸模式与人体氨基酸模式相近，因此易于被人体消化吸收。

（二）饮食建议

《中国居民膳食指南（2016）》中推荐的富含优质蛋白质的食物类别主要为水产类、畜禽肉类、蛋类、奶类、大豆及其制品（表2-1）。

表2-1　富含优质蛋白质的食物建议

食物种类	营养特点	成人每天摄入建议
水产类	除含有较多的优质蛋白质外，还富含矿物质、维生素及较多的n-3系列多不饱和脂肪酸，有些深海水产动物富含二十碳五烯酸（EPA）和二十二碳六烯酸（DHA）	每天摄入总量40～75 g
畜禽肉类	氨基酸组成与人体需要较接近，利用率高，含有较多的赖氨酸，宜与谷类搭配食用。其中铁主要以血红蛋白、血红素铁形式存在，消化吸收率很高	每天摄入总量40～75 g
蛋类	各种营养成分比较齐全，营养价值高。尽管胆固醇含量高，但适量摄入也不会明显影响血清胆固醇水平	每天摄入一个鸡蛋
奶类	组成比例适宜，易消化吸收，其必需氨基酸比例符合人体需要，属优质蛋白质。且奶中的钙含量相当丰富，易于吸收，是补钙佳品	每天摄入液态奶300 mL或相当于300 mL液态奶量的奶制品
大豆及其制品	含有丰富的蛋白质、不饱和脂肪酸、钙、钾和维生素E，其必需脂肪酸的组成和比例与动物蛋白相似，且富含谷类蛋白缺乏的赖氨酸，是与谷类蛋白质互补的天然理想食品。另外，大豆还富含大豆异黄酮、植物甾醇等多种有益于健康的成分	每天摄入大豆15～25 g或相当于15～25 g大豆量的豆制品

要充分发挥蛋白质互补要遵循三个原则：种属越远越好，如动物性食物和植物性食物混合；种类越多越好；食用时间越近越好。根据中国居民膳食营养素参考摄入量表（DRIs 2013），18岁以上成年男性蛋白质推荐摄入量为每日65 g。那么从蛋白质互补的角度考虑，推荐提供

蛋白质的食物组合见表2-2。

表2-2 摄入65g蛋白质的食物组合

食物种类	摄入量	蛋白质含量
牛奶	300 mL	约9 g
鸡蛋	40～50 g	约5 g
鸡胸肉	50 g	约11 g
虾	50 g	约8 g
豆制品（豆干）	80 g	约12 g
坚果	10 g	约2 g
谷薯类	300 g	约18 g

二、脂肪——人体能源的蓄电池

脂肪是高热能的营养素，是人体热能的一种储备形式，必要时可随时分解并提供热能为机体所利用，是人体不可缺少的营养素之一。脂类除了是人体的热能储存库外，还具有其他重要的功能，比如必需脂肪酸（亚油酸和α-亚麻酸）对儿童的智能发育有着重要作用；磷脂作为一种类脂，是细胞膜和血液的组成物质；维生素A、D、E、K和胡萝卜素等只能溶解在脂肪中，并随同脂肪在肠道中被吸收，供给人体使用；胆固醇不仅是细胞膜和细胞器的重要构成成分，还是合成维生素D和胆汁酸的原料，更是多种激素的前体物质。

（一）脂肪酸种类

食物中的油脂，无论是固体的"脂"（猪油、牛油、黄油等），还是液体的"油"（豆油、橄榄油等），本质上都是脂肪。脂类食品中的脂肪酸，根据其所含双键的数目，可分为饱和脂肪酸、单不饱和脂肪酸、多不饱和脂肪酸。饱和脂肪酸常见的有猪油里最多的"硬脂酸"、棕榈油里最多的"棕榈酸"；单不饱和脂肪酸常见的有橄榄油里最多的"油酸"；多不饱和脂肪酸常见的有豆油里最多的"亚油酸"（$\Omega-6$ 多不饱和脂肪酸）、亚麻籽油里最多的"alpha-亚麻酸"（$\Omega-3$ 多不饱和脂肪酸）。

人们大体上把常用油脂分为以下四类：

（1）高亚油酸型：代表油脂是大豆油、玉米油、葵花籽油、红花油、小麦胚芽油等。这类油脂所含多不饱和脂肪酸如亚油酸超级高，所以不适合高温，适合做炖煮菜，用来日常炒菜也可以，但加热温度要控制，尽量别让锅冒很多油烟。

（2）均衡型：代表油脂是花生油、米糠油（稻米油）、低芥酸菜籽油和芝麻油。这类油脂所含各类脂肪酸比较平衡，热稳定性也较好。总体而言，除了芝麻油外，这类油脂适合用来炒菜。

（3）高油酸型：代表油脂是橄榄油和茶籽油。昂贵的杏仁油、牛油果油也属于这一类。这类油脂所含单不饱和脂肪酸特别多，放在冰箱里不凝固，耐热性较好。富有橄榄清香的高级初榨橄榄油最好用来凉拌或做汤，国产茶籽油更适合制作一般炒菜。

（4）饱和型：代表油脂是棕榈油、椰子油、猪油、牛油、黄油等。这类油脂由于最不容易氧化，可以用来高温煎炸，但因其饱和脂肪酸含量相当多，容易导致血胆固醇、三酰甘油、低密度脂蛋白胆固醇升高。这类油脂需要限制摄入。

（二）饮食建议

《中国居民膳食指南（2016）》中推荐膳食中脂肪摄入占膳食总能量的 20％～30％。脂肪摄入量过高可能导致肥胖、心血管疾病等相关慢性疾病出现；摄入量过低会影响维生素的吸收和必需脂肪酸的供给。《中国居民膳食营养素参考摄入量（2013 版）》中推荐饱和脂肪酸、单不饱和脂肪酸、多不饱和脂肪酸的总摄入比例应接近，三种脂肪酸比例大概应在 1：1：1。因此，人们在日常生活中要更换烹调油的种类，食用多种油脂，使各种脂肪酸的摄入比例更加合理，这将有利于身体健康。

三、碳水化合物——生命活动的能源库

碳水化合物是机体的重要能量来源。成人每天所需要的能量中，碳水化合物占 50%～65%。它可以快速、高效、无残留地燃烧自己，减少蛋白质和脂肪供能的比例，让蛋白质发挥更重要的作用。葡萄糖是脑部最重要的养分，由于脑部不会制造也无法储存葡萄糖，必须依赖血液中的葡萄糖，因此人体每天产生的葡萄糖中至少有一半要提供给脑部使用。当血糖太低时，脑部缺乏葡萄糖，会使大脑活动受到严重影响，轻则反应迟钝，重则昏迷，甚至脑细胞坏死。

（一）碳水化合物种类

碳水化合物按其所含有的分子数可以分为四类：单糖、双糖、寡糖和多糖。常见的单糖有葡萄糖、果糖、半乳糖等。葡萄糖是构成其他各种寡糖和多糖的基本单位，它在人体中是最容易被吸收利用的。双糖是由两分子单糖缩合而成，常见的有蔗糖、乳糖和麦芽糖。平时很常见的白砂糖、红糖、冰糖的主要成分都是蔗糖。母乳中的乳糖含量比牛奶高。乳糖可以保持肠道中最适宜的菌群数量并促进钙的吸收。寡糖又称低聚糖，常见的寡糖有棉子糖、水苏糖、低聚果糖等。寡糖有助于调节肠道内细菌菌群的平衡，起到保护肠道的作用。多糖是由10 个或以上单糖分子构成的大分子糖，分为可被人体利用的多糖（如糖原、淀粉和糊精）和不可被人体利用的多糖（如膳食纤维）。淀粉主要存在于谷类、薯类和豆类食物中，是人类碳水化合物的主要食物来

源，也是最丰富、最廉价的能量营养素。膳食纤维是一种多糖，它既不能被胃肠道消化吸收，也不能产生能量。

（二）饮食建议

《中国居民膳食营养素参考摄入量（2013 版）》中建议尽量选取慢消化、高膳食纤维、低血糖反应的主食，如燕麦、荞麦、黑米、红小豆、芸豆、干豌豆等各种杂粮，不宜食用过多的精制糖和甜食。特别要注意单糖比例应控制在一定范围内，若摄入过多易引起高脂血症，增加发生心血管疾病的风险。尤其是血糖生成指数（GI）高的碳水化合物，对预防肥胖、心血管疾病、糖尿病等均会产生不良影响。

在日常生活中，我们经常进食很多高碳水食物。我们吃得最多的是主食，如面食、米饭等，还经常摄入很多含糖量高的水果，有时候也会摄入一些甜食、糖果和含糖饮料。这些都是高血糖反应的食物，也就是高 GI 和高血糖负荷（GL）的食物，能够增加 2 型糖尿病风险。这里我们展开讨论一下什么是 GI 值和 GL 值。

GI：指的是人体食用一定食物后会引起多大的血糖反应。这个指数可以用来衡量某种食物对血糖浓度的影响。

GL：用来评价某种食物摄入量对人体血糖影响的幅度。GL 值 = 某个食物的碳水化合物含量（g）×GI 值/100。

一般认为，GI≤55 为低 GI 食物，GI 在 55～70 之间为中等 GI 食物，GI>70 为高 GI 食物。GL<10 为低 GL 食物，10～20 为中等 GL 食物，GL>20 为高 GL 食物。低 GI 值和低 GL 值的食物在胃肠中停留时间长，葡萄糖释放缓慢，葡萄糖进入血液后的峰值低，下降速度慢，更有益于体重控制和血糖控制。常见食物 GI 值和 GL 值见附录一、附录二。

四、矿物质——新陈代谢的催化剂

（一）常量元素和微量元素

矿物质是人体中的无机盐，人体含有几十种元素，其中维持机体正常功能所需要的元素约有 20 种。通常矿物质元素分为常量元素和微量元素。人体含量大于体重 0.01% 的元素被称为常量元素，包括钙、磷、钾、钠、硫、氯、镁。人体含量小于体重 0.01% 的元素被称为微量元素，包括碘、铬、硒、氟、锰、铁、锌。矿物质在体内不能合成，必须从外界摄取，且每天都有一定量的矿物质随代谢产物一并排出体外。矿物质在体内分布极不均匀，而且彼此之间存在协同或拮抗作用，因此要保证合理摄入。

（二）人体较易缺乏的矿物质

1. 钙

钙是人体含量最多的矿物质元素，占成人体重的 1.5%～2.0%。一个足月新生儿体内约有 30 g 钙，成人体内含有 1 000～1 200 g 钙，其中约 99% 的钙集中在骨骼和牙齿，其余 1% 的钙分布于软组织、细胞外液和血液中，统称为混溶钙池。钙是血液凝固过程中必需的凝血因子，与细胞的吞噬、分泌、分裂等活动密切相关。奶及奶制品中的钙含量丰富，奶中含乳糖、钙磷比例恰当，易于吸收。豆制品、绿叶菜也是钙的良好来源。芝麻、小虾皮、海带当中也含有一定量的钙。草酸会影响钙质的吸收，有些蔬菜的草酸含量较高，如菠菜、竹笋、茭白等，可通过焯水的方式去除。

2. 铁

铁是人体重要的必需微量元素，体内铁的水平随年龄、性别、营养状况和健康状况的不同而有所差异，人体铁缺乏仍然是世界性的主要营养问题之一。缺铁可能导致人体烦躁不安或萎靡不振，注意力不集中，记忆力减退；严重贫血时会造成心率增快，心脏扩大，因此人们在饮食中要注意多吃些富含铁而又较易被吸收利用的食物。含铁丰富的食物有动物肝脏、豆类、蛋类、蔬菜等。

五、维生素——人体健康的守护神

维生素是维持人体正常生命活动所必需的有机化合物，它们在人体内不能合成，或者是合成量不足，需要通过食物供给。虽然维生素的需要量很少，但是维生素担负着特殊的代谢功能，在机体代谢、生长发育过程中起着重要作用。

（一）维生素的分类

维生素分为脂溶性维生素和水溶性维生素。脂溶性维生素需要有脂肪的参与才好吸收，可储存在肝脏中，要注意控制摄入量。脂溶性维生素包括维生素 A、D、E、K。水溶性维生素包括维生素 C 和 B 族维生素，一般体内很少储存，需要每天补充。

（二）人体较易缺乏的维生素

1. 维生素 D

维生素 D 不但有助于骨骼健康，还与癌症、糖尿病、心血管疾病有关，它是目前我国已知缺乏人群比例最高的维生素。维生素 D 被称作阳光小药丸，天然食物中含量不高，主要通过紫外线照射来合成。但由于秋冬季人们晒太阳少，阳光紫外线不足，难以合成足量的维生素 D，因此青少年、孕妇、乳母应多进行户外活动并吃富含钙的食物，建议每人每日补充 400 IU、60 岁以上的老人每日补充 800 IU 的维生素 D。

2. B族维生素

B族维生素在我国属于易缺乏的水溶性维生素，这与当下膳食结构不合理和烹调加工不当引起较多损失有关。B族维生素是水溶性的，在体内不易存储，要用富含B族维生素的食物以及进行合理烹调才能避免此类维生素的缺乏。B族维生素是推动体内代谢，将脂肪、蛋白质等转化成热量时不可或缺的物质。例如维生素 B_2 又称为核黄素，摄入不足会直接影响机体的生长发育。维生素 B_2 能够促进三大产能营养素的代谢，维持皮肤黏膜完整，对视觉的感光过程具有重要作用。牛奶、鸡蛋、动物肝脏以及绿叶蔬菜中都含有丰富的维生素 B_2，但维生素 B_2 在碱性环境、高压及暴露光照中容易被破坏，因此特别要注意合理烹调。

六、水——生命之源

水不仅是构成组织和细胞的重要组成部分，还参与人体内新陈代谢的全过程。人体内含水量达 2/3 以上，正是由于人体内含有大量的水，所以我们的体温才可以维持在一定的范围之内。我们摄入的营养素在消化、吸收、代谢、排出的过程中都需要水的帮助。正是因为水在人体内具有无可替代的重要作用，所以我们在生活中要做到主动喝水，保证每天的喝水量。

（一）水的需要量

《中国居民膳食指南（2016）》中建议我们大概每天要喝 1 500～1 700 mL 的水。当我们感觉到渴的时候会去找水喝，事实上人体这种反应总是滞后于人体的需求，当我们感觉到口渴时，人体已经失去了约2%的水分，如果我们不能及时补充水分，就会逐渐感到疲乏、虚弱、头痛、烦躁、呼吸加快，甚至出现幻觉，最终死亡。

（二）水的饮用方式

一天中饮水应该少量多次，每次 200 mL 左右（1 杯）。在温和气候条件下生活的轻体力活动的成年人，每日饮水约 1 600 mL（8 杯）。

七、膳食纤维——人体清道夫

过去我们的膳食以谷薯类为主，蔬菜水果为辅，所摄入的膳食纤维基本能够满足人体需要。但随着生活水平的提高，我们所摄入的食物精细化程度越来越高，动物性食物所占比例大大增加，膳食纤维的摄入量却明显降低，由此导致糖尿病、高脂血症、肠癌等发病率日渐增高。

（一）膳食纤维的分类及生理功能

膳食纤维主要来自植物的细胞壁，分为可溶性膳食纤维和不可溶性膳食纤维。可溶性膳食纤维来源于果胶、藻胶、魔芋等。魔芋盛产于我国四川等地，主要成分为葡甘聚糖，是一种可溶性膳食纤维，能量很低，吸水性强。很多研究表明，魔芋有降血脂和降血糖的作用以及良好的通便作用。可溶性膳食纤维在胃肠道内和淀粉等碳水化合物交织在一起，并延缓后者的吸收，故可以起到降低餐后血糖的作用。不可溶性膳食纤维常见的有纤维素、半纤维素和木质素。不可溶性膳食纤维能够促进胃肠道蠕动，加快食物的消化并减少吸收，此外不可溶性膳食纤维在大肠中吸收水分软化大便，可以起到防治便秘的作用。

膳食纤维虽然不能被人体吸收，但却可以被肠道的有益菌利用，有助于肠道健康。随着科学的发展，现在肠道健康越来越受到人们的重视。膳食纤维有极强的吸水性，可使肠道中的食物增大变软，促进肠道蠕动，加快排便速度，防止便秘，降低患肠癌的风险。膳食纤维可延缓胃排空，平稳餐后血糖，可以让人们的大脑获得持续平稳的能量供应。

（二）饮食建议

虽然膳食纤维对健康有着重要的作用，但也并非多多益善，膳食纤维太多会影响钙、铁、锌等重要矿物质的吸收。成人每天摄入的膳食纤维在 25～30ｇ。为了获得充足的膳食纤维，我们要多吃谷薯类、蔬菜水果类食物。

第三章　餐桌食材丰盛起来

第一节　我的餐桌我做主

引言：

　　有人说"谁还不会吃饭"，也有人说"现在充斥着各种饮食谣言，越来越不知道该吃什么了"。有专家说"吃四条腿的不如吃两条腿的，吃两条腿的不如吃没有腿的"，这是真的吗？听说"吃豆制品容易引起性早熟"，这是真的吗？"奶喝多了容易得癌症"，真有这么恐怖？

　　餐桌上要坚持食物多样化，因为没有任何一种食物是完美的，不要迷信某一种食物的"特殊功效"。每一种食物都有不同的营养，只有坚持食物多样，才能满足平衡膳食模式的需要。根据中国居民平衡膳食宝塔（2016）的推荐值摄入食物，能最大限度地满足人体正常生长发育及各种生理活动的需要，并且降低心血管疾病、骨质疏松等多种疾病的发病风险，保障人体的营养和健康。

　　食物是人们赖以生存的物质基础，不仅为人们提供生长发育所必需的营养素，也能够带给人们一种色香味俱全的体验。人们所需要的营养来自食物，餐桌上的食物影响着我们的身体健康。本章将从不同的食物类别进行介绍，旨在让餐桌上的食物变得更加丰富，使人们的营养摄入更加均衡。

一、五谷杂粮有讲究

《中国居民膳食指南（2016）》的第一条就是"食物多样，谷类为主"，足见其重要性。食物多样、谷类为主是平衡膳食模式的重要特征。谷类是我国居民常见的主食，主要提供碳水化合物，是人类最经济的能量来源，所提供的能量占膳食总能量的一半以上，也是提供 B 族维生素、矿物质、膳食纤维、蛋白质的重要来源，在保障儿童青少年生长发育，维持人体身体健康方面发挥着重要作用[①]。

我们提倡五谷为养，粗细搭配。因此，增加谷物的品种数量，能够提高食物的营养价值和改善食物的口感。

（一）常见五谷的分类

细粮是指加工精度高的谷物，比如大米、面粉等；粗杂粮指加工精度低或者不加工的谷物、杂豆类、薯类食物，比如燕麦、玉米、荞麦等。全谷物是指未经精细化加工或虽经碾磨或粉碎或压片等处理，仍旧保留了完整谷粒所具备的胚乳、胚芽、麸皮及其天然营养成分的谷物[②]。在我们传统的饮食习惯中，如果大米、小麦、燕麦、黑米、黑麦、玉米、小米、高粱、荞麦、薏米等加工得当，均可作为全谷物的良好来源。

（二）五谷杂粮的健康食用

（1）五谷杂粮适量即可。《中国居民膳食指南（2016）》中推荐每天吃全谷物和杂豆类食物 50～150 g，相当于一天谷物的 1/4～1/3。薯

---

① 中国营养学会 . 中国居民膳食指南（2016）［M］. 北京：人民卫生出版社，2016：2.
② 中国营养学会 . 中国居民膳食指南（2016）［M］. 北京：人民卫生出版社，2016：8.

类每日 50～100 g。考虑到人们长时间食用精白的大米、面粉，胃肠道一开始不易于接受粗杂粮食物，容易造成胃肠道不适，所以需要循序渐进地添加，改善肠道菌群的健康。

（2）巧用烹饪工具口感好。五谷杂粮由于其丰富的膳食纤维，口感会比较粗糙，不易被人们接受。此时，选择电饭锅、高压锅等进行烹饪，或用料理机制作五谷豆浆和米糊来食用，都可以使得五谷杂粮变得更易于接受。

（3）不同种类同煮，不同种属搭配营养高。谷物类蛋白质中缺乏赖氨酸，豆类蛋白质中缺乏蛋氨酸，赖氨酸比较丰富，因此可以将谷物类与豆类同煮，通过蛋白质的互补作用提高蛋白质生物价。生物价越高，则说明蛋白质的机体利用率越高，蛋白质的营养价值也就越高。选择红薯、大米、小米、黑米、黑豆、绿豆等一起煮，搭配不一样的颜色，不仅能够增进食欲，还可以摄入更多的植物化学物，促进身体健康。

根据家庭成员的健康状况，选择合适的五谷杂粮，不仅能够提高营养素密度，还可以促进肠道蠕动，降低血糖血脂，提高抗氧化的能力。但是需要强调的是，五谷杂粮虽好，但并非人人适合，也并非越多越好。对于胃肠功能较弱的人，特别是小孩、老人，需要选择易消化的粗粮，如小米、藜麦等，并控制添加量。此外，胃肠功能不健全的人群，如患有慢性胰腺炎、肠胃炎、严重肝脏疾病的人等，需要减少粗粮的食用，选择易消化的食物。

二、蔬菜水果不间断

蔬菜水果是维生素、矿物质、膳食纤维和植物化学物的重要来源，对提高膳食微量营养素和植物化学物的摄入量起着重要作用。研究发现，提高蔬菜水果摄入量能够维持机体健康，有效降低心血管、肺癌和糖尿病等慢性病的发病风险。

（一）餐餐有蔬菜

蔬菜要多吃，并且能够选择深色的蔬菜，深色蔬菜应占到蔬菜总摄入量的 1/2 以上。深色蔬菜指深绿色、红色、橘红色和紫红色蔬菜，具有营养优势，富含 β-胡萝卜素，是维生素 A 的主要来源。选择不同颜色的蔬菜，也是较易实现食物多样化的方法之一。要达到每天 300～500 g 蔬菜的摄入，需要每餐的蔬菜重量占食物的 1/2。

（二）天天有水果

水果要适量吃。水果中的有机酸能够刺激人体消化腺分泌，增进食欲，有利于食物的消化。水果含碳水化合物较蔬菜多，主要以双糖或者单糖形式存在，如苹果和梨以果糖为主，葡萄、草莓以葡萄糖和果糖为主。水果每天摄入 200～350 g 即可。对于能够食用新鲜水果的人来说，直接食用水果是营养学上最好的选择，尽量少榨果汁饮用，尤其不能用果汁代替水果给儿童饮用，这样做不仅容易使儿童牙齿缺乏锻炼，面部肌肉力量变弱，眼球的调节功能减弱，还会导致尿酸增高，增加痛风的风险。有些水果还含有丰富的果胶，能够增加肠道蠕动。水果里含有的黄酮类物质、芳香类物质、香豆素等，具有特殊的生物活性，有利于机体健康。

要注意，不论是蔬菜还是水果，都需要选择新鲜、应季的食材，并且不要存储过多。蔬菜与水果不能互相替代，虽然二者在营养成分和健康效益上有很多相似之处，但是不一样的食物种类所具有的营养价值也不一样。蔬菜的品种远远多于水果，并且深色蔬菜的维生素、矿物质、膳食纤维和植物化学物的含量高于水果，应季类的蔬菜也比较好获取。水果大都是直接食用，不需要加热，营养成分也不会受到烹饪因素的影响，所以蔬菜也不能代替水果[1]。

---

[1] 中国营养学会. 中国居民膳食指南（2016）[M]. 北京：人民卫生出版社，2016：83.

三、动物性食物有营养

动物性食物包括畜禽肉类、蛋类、奶及奶制品类、水产类，是一类营养价值较高的食物，能够提供人体优质蛋白质、脂肪、脂溶性维生素、B族维生素和矿物质。每一种肉类食物可以提供不同的营养素，所以每种肉类都应适当地摄入，以保证营养素更全面、更均衡。动物性食物优选脂肪含量相对较低的鱼和禽类，鱼类含有较多的不饱和脂肪酸，蛋类各种营养成分齐全，畜肉应选择瘦肉，瘦肉脂肪含量较低。总之，动物性食物的摄入需要控制好量，过多或过少都可能带来健康风险的增加。

从每周的总摄入量来看，每周可以食用的动物性食物还是挺多的，那么该如何保持适量摄入呢？

（一）动物性食物选择的优先级

动物性食物营养价值丰富，只有选择新鲜的食材，并辅以合适的烹饪方式，才能发挥出食物最大的功效。每周食用鱼虾的次数应多于畜禽肉类，因为水产品能够补充更多的不饱和脂肪酸。建议采用清蒸的方式来烹饪水产品，这样不仅能够最大限度地保留营养素，而且有利于保持食材本身的滋味，使人们养成清淡饮食的习惯。畜肉类建议选择新鲜的瘦肉，少选或者不选腌制的畜肉制品，虽然此类食物风味好，但是在加工的过程中加入了较多的食用盐，存在一些食品安全问题，长期食用对人体健康不利。每天吃一个水煮鸡蛋，蛋黄蛋白都食用，营养吸收更全面。动物内脏可以一月食用两次，每次 25 g 左右，能够弥补平常膳食中脂溶性维生素、B族维生素、铁、硒和锌等摄入的不足。

（二）适量摄入的技巧

（1）控制购买的总量，并且分散到每一餐食用。每日至少摄入三种动物性食物。比如早餐选用一种蛋类，午餐从畜禽肉中选一种，晚餐从鱼虾中选一种，如此一来就可以控制摄入量。餐餐有动物性食物，搭配素菜食用，使得营养加倍。

（2）食材切小，不仅可以减少烹饪的时间，也利于控制摄入量。畜禽肉尽量切成片或丝进行烹饪，虾类可以按就餐人数进行分配。这样不仅能保持食材的新鲜，而且能控制摄入量。

（3）减少大荤菜肴的数量。比如在外就餐时，可以多点小荤，荤素搭配，清淡为主。赴宴时也最好按照平时在家吃饭时的量来进食。

四、奶豆坚果要适量

奶豆坚果作为膳食中重要的一部分，对于满足人体对营养素的需求有着重要作用。我国居民对于奶豆坚果的摄入量仍处于较低水平，导致钙摄入不足，优质蛋白质和必需脂肪酸比例较低。保证该类食物的摄入对预防骨质疏松和心血管疾病具有重要意义。

（一）今天你喝奶了吗

每日一袋奶，促进骨骼健康。奶类及其制品中含有丰富的钙质，是优质蛋白质和 B 族维生素的良好来源。《中国居民膳食指南（2016）》中推荐每日奶及奶制品的摄入值在 300 g，那么该如何达到呢？

首先，将牛奶分配在膳食组成中，早餐保证摄入 1 杯牛奶，大约 200 mL。下午的时候可以喝一杯酸奶，大约 100 mL。当然，奶酪、奶粉等奶制品也是很好的选择。

其次，关于牛奶的选择，尽量选择配料表只有生牛乳的纯牛奶制品，而不是乳饮料。对于有乳糖不耐受的人，可以选择酸奶或者舒化奶，或者可以少量多次饮用，并且与其他食物同食，不空腹饮用牛奶；如果空腹时喝奶，牛奶在胃肠道通过的时间较短，其中的乳糖并不能很好地被小肠吸收而较快进入大肠，会加重乳糖不耐受的症状。与谷物一起搭配食用，就可以减轻肠鸣、嗳气和腹泻的症状。

（二）请把豆制品隆重请回餐桌

大豆以前在我国有着很好的"群众基础"，大豆制成的豆制品如豆浆、豆腐、豆豉等都是深受大众喜爱的食物。然而近年来，一方面随着肉制品强势地成为餐桌焦点，另一方面关于大豆及豆制品的谣言四起，大家渐渐对大豆疏远了。大豆包括黄豆、青豆和黑豆。大豆因其含有可以与肉类相媲美的优质蛋白质、必需脂肪酸、维生素 E，因此有着"田中之肉"的美称。又因大豆含有异黄酮、植物固醇等多种植物化学物，因此有研究显示多吃大豆及其制品可以降低乳腺癌和骨质疏松症的发病风险。

除直接食用大豆外，我国的豆制品种类也非常丰富，大致分为非发酵豆制品和发酵豆制品。非发酵的豆制品有豆浆、豆腐、豆腐干、豆腐丝、豆腐脑、豆腐皮、香干等，发酵的豆制品有腐乳、豆豉等。补充大豆制品的方式，可以采取每天饮食中至少有一餐会出现大豆制品的食物，比如早晨喝不加糖或者少加糖的豆浆，中午食用豆腐羹、红烧豆腐或芹菜香干，晚上可以食用胡萝卜黄瓜干丝等。此外，大豆制成豆芽后，除了含有原有的营养素外，还含有较多的维生素 C。因此，当新鲜蔬菜缺乏时，可以选用豆芽来补充一部分维生素 C。值得提醒的是，腐乳、豆豉等发酵豆制品要限量食用，否则会造成钠含量摄入超标。

（三）坚果不仅仅是时髦

坚果是我们在休闲的时候喜欢食用的一类食品。坚果富含钾、钙、镁、铁、锌等矿物质，还有极其丰富的维生素 E 和天然抗氧化成分以及丰富的 B 族维生素，适量食用坚果能够预防心血管疾病。推荐坚果的摄入量在每日 10 g 左右，相当于每天食用带壳的葵花子 20～25 g，也就是一把左右；或者花生 15～20 g；或者核桃 2 个。

在选择坚果的时候，可以秉持两个原则：第一，选原味的，原味的坚果较易分辨出食材的新鲜度，如遇到发霉的能够第一时间感知。类似椒盐味、话梅味等会摄入过多的盐，还会摄入食用香精。第二，建议买小包装的坚果，一次一袋，有利于控制量。还有一点需要注意的是，坚果富含膳食纤维和油脂，有较强的"滑肠"作用。凡是有腹泻症状者、消化道急性感染者，以及脂肪消化不良者，均应暂时避免摄入坚果。

五、少油少盐再少糖

中国疾病预防控制中心主办的中国健康生活方式大会大力倡导开展"三减三健"行动，提倡"减盐、减油、减糖，健康口腔、健康体重、健康骨骼"等六项专项活动，旨在提高国民的健康水平，引导人们形成健康的生活方式。

（一）家庭减盐行动

盐为"百味之首"，是不可或缺的调料，但是长期高盐饮食会引起皮肤老化、血压升高。大量科学证据证明，高血压会增加中风、心脏病的发生概率。高盐饮食也会增加胃病、骨质疏松、肾病的患病风险。目前，《中国居民膳食指南（2016）》中推荐每人每天食盐摄入量不超过 6 g。

在中国健康生活方式大会上，提出了十条减盐核心信息：

（1）饮食中钠盐含量过高会引起高血压，增加心脏病和中风的发生风险。

（2）健康成年人每天食盐摄入量不超过 5 g，可选择低钠调味品。若控制在 6 g 以下，也是可取的。

（3）家庭烹饪少放盐和酱油，学会使用定量盐勺。要达到同样的咸度，晚放盐比早放盐用盐量少一些。

（4）减盐需要循序渐进，可以用辣椒、大蒜、醋、胡椒为食物提味，逐步改变口味。烹调时多用醋、柠檬汁、香料及姜等调味，替代一部分盐和酱油。

（5）少吃榨菜、咸菜和酱制食品，多吃新鲜的蔬菜和水果。

（6）购买包装食品时阅读营养成分表，选择"钠"含量低的食品。

（7）减少使用酱油、蚝油、豆瓣酱、味精、鸡精、沙拉酱、番茄酱等调味品。

（8）多选择新鲜的鱼、禽、蛋和瘦肉，少吃加工食品（咸肉、火腿、培根等）和罐头食品。

（9）盐可能隐藏在口感并不咸的食品中，比如方便面、挂面、坚果、面包、饼干、冰激凌等，要警惕这些"藏起来"的盐。

（10）在外就餐时，主动要求餐馆少放盐，有条件的尽量选择低盐菜品。

（二）家庭减油行动

油脂摄入过多会导致肥胖，还会增加高脂血症、心脏病、糖尿病的患病风险。高脂肪、高胆固醇膳食，是高脂血症的危险因素。长期血脂异常可引起脂肪肝、动脉粥样硬化、冠心病、脑卒中、肾动脉硬化等疾病。目前，《中国居民膳食指南（2016）》中推荐食用油是每天每人 25～30 g，但调查显示，我国平均每天每人食用油的摄入量为 42.1 g。

在中国健康生活方式大会上提出的减油十条核心信息如下：

（1）油是人体必需脂肪酸和维生素 E 的重要来源，有助于食物中脂溶性维生素的吸收利用，但摄入过多会影响健康，因此使用食用油时要注意把握"质"控制"量"。

（2）植物油和动物油摄入过多会导致肥胖，增加糖尿病、高血压、血脂异常、动脉粥样硬化和冠心病的发病风险。

（3）建议健康成年人每天烹调油的摄入量不超过 25 g。这 25 g 油不仅包括液态的炒菜油，也包括固态的奶油、涂抹酱、氢化植物油、起酥油之类。当然，食用油的摄入量控制在每天 25～30 g 之间也是可以的。

（4）烹饪时多用蒸、煮、炖、焖、凉拌等方式，使用不粘锅、烤箱、电饼铛等烹调器，均可减少用油量。

（5）家庭使用带刻度的控油壶，定量用油，总量控制。建议日常在家里购买小包装的油，少用油，用优质的油。

（6）高温烹调油、植物奶油、奶精、起酥油等都可能含有反式脂肪酸。要减少反式脂肪酸摄入量，每日不超过 2 g。

（7）少吃油炸香脆食品和加工的零食，如饼干、糕点、薯条、薯片等。居家烹饪要少吃油炸食品，少做油炸食品。

（8）购买包装食品时阅读营养成分表，坚持选择少油食品。

（9）减少在外就餐频次，合理点餐，避免浪费。

（10）从小培养清淡不油腻的饮食习惯。

（三）家庭减糖行动

添加糖属于纯能量食物，过多地摄入糖可能会增加龋齿，引发超重肥胖。建议每天摄入的添加糖所提供的能量不超过总能量的 10%，最好不超过总能量的 5%[①]。

---

① 中国营养学会．中国居民膳食指南（2016）［M］．北京：人民卫生出版社，2016：107．

1. 什么是添加糖

添加糖是指人工加入食品中的糖及糖浆，包括白砂糖、绵白糖、红糖、玉米糖浆等。建议每天添加糖的摄入不超过 50 g。

2. 如何控制添加糖的摄入量

（1）减糖从减少饮用含糖饮料开始。含糖饮料基本上是糖含量在 5% 以上的饮品。多数饮品含糖量在 8%～11%，有的还会高达 13% 以上。

（2）做菜少加糖，调味品也需要看看其中有没有加糖。比如有的酱油会用白砂糖来掩盖咸味，在多摄入钠的同时也会多摄入糖。建议选择大蒜、葱、姜、辣椒等来提味，减少对于甜味的依赖。

（3）减少甜点的食用量。在吃冰激凌、巧克力、蛋糕时会不知不觉地摄入过多的糖。

（4）可以选择喝白开水、花茶等来替代含糖饮料。

第二节　其他食材的明智选购

引言：

　　除一日三餐使用的食材本身外，油盐酱醋等调味品在菜肴中也发挥着举足轻重的作用。调味品除了能让食材味道更为丰富，调和菜品的口味之外，本身也含有多种营养物质。那么站在琳琅满目的货架前，如何挑选一款适合自己的调味品呢？

　　工作压力大，想吃点零食补充脑力和体力，那么应该如何选用零食？哪些零食比较健康？什么时间吃比较合适？吃多少合理？总之一句话：零食可食，注意食用量。加工食品要多看，配料表越简单越好。选好种类、控制好量，才可能离健康更近一步！

　　在保证餐桌上的食物安全后，其他食物的选购与摄入也是需要注意的。日常生活中要树立健康的生活理念，注重整体的营养提升。

一、选对零食很重要

　　零食是指非正餐时间食用的各种少量的食物和饮料（不包括水）。零食吃对了能够提升健康质量，吃错或吃多了，就会影响正餐的食用，增加肥胖的风险。

（一）零食的分级

《中国儿童青少年零食消费指南》中将零食分为三个级别：可经常食用、适当使用、限制使用。可经常食用：每天都可以适当食用一点，食物一般属于低脂、低盐、低糖类，如燕麦片、酸奶、牛奶、新鲜水果、蔬果汁等。适当食用：每周可以食用2～3次，因为此类零食所含热量、脂肪较高，如奶酪、巧克力、水果干、薯片等。限制食用：每周食用1次或者更少，因为该类零食属于高糖、高盐、高热量、高脂肪的食品，如糖果、油炸食物、蜜饯、炼乳及添加多种食品添加剂的食物等。建议选择以新鲜原料为主要成分的零食，这样可以补充人体所需营养素，如维生素、矿物质、纤维素、必需脂肪酸等。

（二）零食的食用量

零食的食用只是为了解决两餐之间的饥饿感，提升工作效率，因此不能食用过多，否则就会影响正餐的食用，比如一个苹果或一杯酸奶就可以了。零食最好不要放在餐桌上，否则会使人们在食用正餐的时候分心。此外，在看电视、聊天的时候吃零食会很容易过量。

（三）零食的食用时间

一般建议与正餐间隔2～3小时食用，因为此时可能会感到困乏，吃点零食补充一下能量，也能够提升效率。

二、加工食品有门道

加工食品，是指加工后供人们食用的食物。根据食物的加工性质、程度和目的，国际食品分类标准食物加工程度分类系统（NOVA）将食物分为四组（表3-1）。NOVA分类体系是由巴西圣保罗大学公共卫生学院健康与营养流行病学研究中心设计的[①]。

表 3-1 NOVA 食物加工程度分类系统

NOVA 组别	定义
第 1 组	未加工或最低加工的食品
介绍：包括天然的植物种子、果实、叶子、根茎，动物的肉、内脏，蛋、奶，菌菇、藻类，水	
第 2 组	经过加工的烹饪原料
介绍：包括烹饪用油、黄油、糖、盐等，这些烹饪原料通过压榨、精炼、研磨等工艺从第 1 组食品中获得，并且通常与其一起被制作成美味佳肴	
第 3 组	加工食品
介绍：包括瓶装蔬菜、罐头里的鱼、糖渍水果、奶酪、新鲜面包等，这些食品大都是第 1 组和第 2 组食品一起烹饪而成，使这些食品更耐储存或更好吃	
第 4 组	超加工食品
介绍：包括软饮料、咸甜的包装小吃、加工过的肉制品，这些食品含有第 1 组食品的成分较少，还可能添加氢化植物油、酪蛋白、乳糖、乳清、麸质等日常烹调中较少使用的原料	

为了便于理解，下面将举例说明 NOVA 分类系统中的四类食物（表 3-2）。

表 3-2 NOVA 分类系统中的四类食物举例

NOVA 组别	定义
第 1 组	未加工或最低加工的食品
举例：冷藏或冷冻的水果蔬菜；谷物，比如糙米、精米、玉米；各种豆类，如扁豆、鹰嘴豆；淀粉块茎，如马铃薯、木薯；新鲜或干的菌菇；仅切块、冷藏或冷冻的肉类、家禽、鱼或海鲜；鸡蛋；巴氏杀菌的牛奶或奶粉；未添加糖等调味剂的新鲜或巴氏杀菌的蔬果汁；玉米面、面粉等；未加入油盐的意大利面、麦粉、玉米粥；未添加盐或糖的坚果、植物种子；新鲜或干燥的香料，如胡椒、丁香、肉桂、百里香、薄荷等；未添加糖等调味料的纯酸奶；未加糖的茶或咖啡；饮用水	

---

① 联合国粮食及农业组织. 基于食品消费调查的食品加工信息收集指南［M］. 董程，译. 北京：中国农业出版社，2019：90—98.

续　表

NOVA 组别	定义
第 2 组	经过加工的烹饪原料
举例：各种植物种子制成的食用油；牛奶制成的黄油、猪肉制成的猪油；玉米淀粉、从其他植物中提取的淀粉；从甘蔗或甜菜中获得的糖；从枫树获得的枫糖；盐矿或海水中的盐	
第 3 组	加工食品
举例：罐装或瓶装的蔬菜、水果和豆类；盐渍或糖渍的坚果；烟熏的肉类；鱼罐头；糖渍水果；奶酪；新鲜面包	
第 4 组	超加工食品
举例：各种咸甜包装小吃；冰激凌、巧克力、糖果；工业化生产的面包、饼干、糕点；早餐"麦片"、能量棒；人造黄油和蘸料；加工过的奶酪；碳酸饮料；能量饮料；各种含糖饮料；婴儿配方奶粉、成长奶粉和其他婴儿食品；"健康"或"瘦身"的代餐；火腿肠、鸡肉肠；汉堡包、热狗等	

　　NOVA 分类系统的独到之处在于能够识别出那些超加工食品。一般情况下，这些食品使用了一系列的加工工艺，通常能量密集，饱含不健康的脂肪、精制淀粉、游离糖和盐，但膳食纤维、微量营养元素比较缺乏，绝大部分是"不健康"食品的典范。

　　我们在挑选加工食品的时候，一定要看配料表、营养成分表，尽量选择配料表简单的食品。

三、调味品里的奥妙

　　俗话说"开门七件事——柴米油盐酱醋茶"。没有好的调味，食物就会减少一定的风味。那么挑选调味品又有哪些需要注意的呢？

（一）食用油如何选

　　当走到食用油购物区时，映入眼帘的是各种油。我们该怎么挑选健康而又适合自己的食用油呢？具体可参考图 3-1。

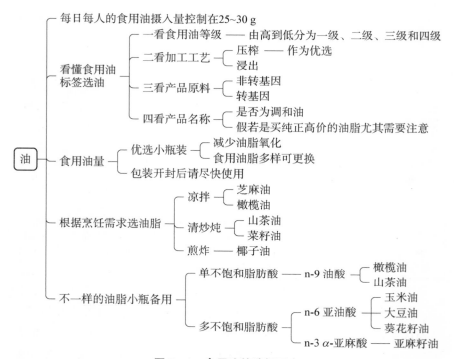

图 3-1 食用油的选择要点

一看等级，市场上的一些食用植物油（除橄榄油和特种油脂外）由高到低分为一级、二级、三级和四级共四个等级，比如大豆油、菜籽油、米糠油、浸出花生油等。而压榨花生油、压榨茶籽油、芝麻油等只有一级和二级之分。按照国家标准的要求，食用油的等级都会在食品标签上进行标注。

二看加工工艺，是浸出还是压榨。压榨是指借助机械外力，将油脂从油料中挤出来的取油方法。这类油脂没有经过精炼处理，即脱胶、脱酸、脱色、脱臭和脱蜡等高温工艺处理，因此极大限度地保留了油脂原料中的营养物质。但是压榨法出油率低，使得这类食用油的售价比较高。浸出油是利用某种能够溶解油脂的有机溶剂，经过对油料的喷淋和浸泡，使油料中的油脂被萃取出来，并且再经过精炼工艺而得出的食用油。浸出油营养损失大，价格较低。

三看产品原料，是转基因还是非转基因。转基因食品就是利用分子生物技术，将某些生物的基因转到另外一个物种上面，从而改变它的遗传物质，使得品质、性状等方面有所改变。

四看产品名称，是调和油还是非调和油。调和油是将两种以上经过精炼的油脂按比例调配制成的食用油。调和油的配料少则两三种，多则十几种。理论上，调和油符合食用油多样化的理念，能够使人们摄取均衡的脂肪酸，但是调和油所用油的品质参差不齐，也许高品质的油少，低品质的油多。因此，人们要选用高品质油含量较高的调和油。

第五，根据实际需求选择小桶油还是大桶油。食用植物油所含大量不饱和脂肪酸，而不饱和脂肪酸的性质不是很稳定，很容易引起氧化酸败，从而使得油的营养品质下降。

第六，食用油的种类可以换着食用，常吃大豆油的，可以备一份橄榄油或亚麻籽油。

油再好也是脂肪，最好控制在每日每人 $25\sim30\,g$，家中常备控油壶来限油。对于如何储存食用油，送给大家储油八字诀：低温、密封、干燥、避光。

（二）各式各样的盐如何选

盐的种类多不胜数，有海盐、湖盐、井矿盐、竹盐、海藻盐等。那到底该怎么挑选食用盐呢？具体可参考图 3-2。

海盐、湖盐、井矿盐是根据其采集地的不同来划分的，其中海盐和湖盐含有更多的矿物质及微量元素，井矿盐含量的 90% 都是氯化钠，其他物质含量比较少。竹盐是将日晒盐装入青竹中，经过高温煅烧后提炼而成的，钠的含量比较低，适合三高患者选用。钠钾调和盐是加了氯化钾、碘酸钾的食用盐，中和了钠钾的比例，适合高血压患者选用。此外还有一些加碘盐、加钙盐、加锌盐、加硒盐等，对于这一类

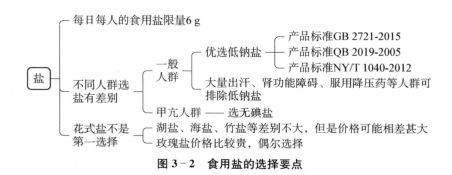

图 3-2 食用盐的选择要点

营养盐的选择，要看是不是缺乏此类营养素，不缺的话就没有必要去购买，否则也没有益处。

每日每人食用盐的摄入量应不超过 6 g，食盐过多会引起钙质的流失，进而增加得骨质疏松的风险，也会增加患胃癌的风险。

（三）酱油如何选

走进超市货架，酱油的种类真是让人眼花缭乱：有机酱油、火锅酱油、蒸鱼酱油、鲜味生抽、珍鲜生抽、野生菌生抽……绝大部分人炒菜时都离不开酱油，酱油不仅能给菜肴加色，还能添味。酿造酱油的营养价值很高，含有十几种氨基酸，还有各种 B 族维生素和一定量的钙、磷、铁等。那么，如何挑选一款优质酱油呢？具体可参考图 3-3。

选购优质酱油有四招：

第一招：看。质量好的酱油，色泽红润，呈红褐色或棕褐色，澄清时不浑，没有沉淀物。用质量好的酱油烹调出的菜肴色泽红润，气味芳香。此外，一定要注意看酱油瓶子上的标签。一般来讲，酱油的标签上都写有类别、工艺、原料、执行标准、质量等级、保质期等。我们需要注意四点：

首先看制作工艺，购买酱油时可以从食品标签"产品标准号"一栏中找到酱油的制作工艺。看清工艺是"高盐稀态"还是"低盐固态"。这种标识与酱油的咸淡没有关系，只是表示酱油酿造工艺上的差别。"高盐稀态"采用传统的酿造工艺，所用的原料为大豆和小麦，酱香味浓郁。"低盐固态"采用迅速酿造工艺，所用的原料为大豆和麸皮，色泽更深。其次看酱油的等级。根据酱油中的氨基酸态氮含量来区别其等级，氨基酸态氮含量越高，品质越好，鲜味越足，营养越高。氨基酸态氮含量≥0.8 g/100 mL 为特级酱油，氨基酸态氮含量≥0.7 g/100 mL 为一级酱油，氨基酸态氮含量≥0.55 g/100 mL 为二级酱油，氨基酸态氮含量≥0.4 g/100 mL 为三级酱油。再次看是酿造酱油还是配制酱油。其本质区别在于酱油产品中是否添加了酸水解植物蛋白调味液。酿造酱油是完全不添加酸水解植物蛋白调味液的酱油，具备两大要件：一是以粮食为原料，二是微生物发酵。在酱油产品中，添加了酸水解植物蛋白调味液且比例小于50%（以全氮计）的则为配制酱油。配制酱油只要原料符合标准规定，就是安全的、合格的。使用不合格的酸水解植物蛋白调味液会发生氯丙醇超标的危险。最后看用途是佐餐还是烹调。正规厂家生产的酱油在标签上都会标明该酱油是适合佐餐用还是适合烹调用。两者的卫生指标是不同的，所含菌落指数也不同。国家标准规定，用于佐餐凉拌的酱油每毫升检出的菌落总数不能大于 3 万个，只有这样才能在生食的时候不会对健康造成危害。因此，供佐餐用的酱油可直接入口，卫生指标较高；供烹调用的酱油则不能用于拌凉菜。不过随着技术的进步，好的酱油其实已经做到烹调或佐餐通用。

第二招：摇。好的酱油体态澄清，没有悬浮物及沉淀。另外，优质酱油的黏稠性较大，浓度较高，流动稍慢，因其含较多的有机质，摇晃后可起多量泡沫，经久不散。而劣质酱油摇晃后只有少量泡沫，容易散去。

第三招：闻。选购酱油时，可以对着瓶口闻闻酱油的气味。优质酱油应当具有浓郁酱香和酯香味。凡是闻起来有氨味、酸味、霉味、生米曲味、焦煳味等异味的酱油都不是正品。

第四招：尝。优质酱油味道鲜美，咸甜适口，味醇厚，柔和味长。而劣质酱油尝起来则有些苦涩。

此外市面上还有一些营养强化酱油，比如铁强化酱油，它是加入"EDTA 铁钠"（乙二胺四乙酸铁钠）的优质酱油，其铁含量丰富，有助于防治缺铁性贫血，尤其适合孕妇、贫血患者或有贫血倾向的人使用。需要注意的一点是，购买的时候请看准强化食品专用标志。加铁酱油一般为定点生产，有专门的标准和严格的管理，其安全性与其他酱油一样，消费者可放心选购。

对于儿童酱油，一定要去比较营养成分表中钠的含量。一岁以内的小朋友最好还是不要食用咸味调味料，包括酱油。有的儿童酱油中的钠含量与成人酱油中的钠含量差不多，只是瓶子小一点而已。

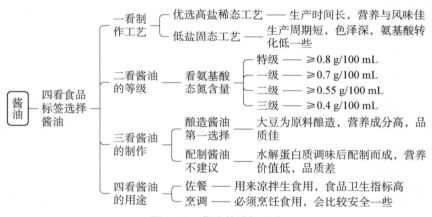

图 3-3　酱油的选择要点

（四）醋如何选

1. 香醋

它以粮食为主要原料，采用独特工艺酿造而成。特点是香味浓郁，酸甜不涩。它主要适用于菜品颜色较浅、酸味不能太突出的菜肴，如拌凉菜、糟溜鱼片等。另外，在烹饪海鲜或蘸汁吃螃蟹、虾等海产品时，放些香醋可以起到去腥、提鲜、抑菌的作用。

2. 陈醋

陈醋是酿造之后存放比较久形成的醋，由于酿造时间久，使得其中少量酒精与有机酸反应形成芳香物质，因而它的特点是浓褐色，液态清亮，醋味醇厚。常用于需要突出酸味且颜色较深的菜肴中，如酸辣汤、醋烧排骨等。当然，在吃饺子、包子等面食时，也少不了解腻爽口的陈醋。

3. 米醋

米醋是以优质大米为酿醋原料酿造而成的，除有特殊清香外，在发酵中产生的糖使米醋还有淡甜味。醋液呈透明的红色，常和白糖、白醋等调成汁水来制作泡菜。

醋按加工工艺可分为酿造醋和配制醋，购买时一定要选择酿造醋。这里为大家总结了挑醋四步骤：一看生产日期和保质期，这个能够直接反应醋的品质。二看总酸含量。国标要求总酸含量≥3.5 g/100 mL，数值越高，酸度越浓，5 度以下适合做菜，5～6 度适合蘸食，9～16 度才能称之为保健醋。三看加工标准。有 GB 开头的为国家标准的醋，而SB 开头的是商业行业标准的醋。四看色泽。酿造食醋的颜色为琥珀色或者红棕色，有光泽的才是佳醋。摇一摇瓶子，有一层细小持久泡沫的醋，质量会比较好。具体可参考图 3-4。

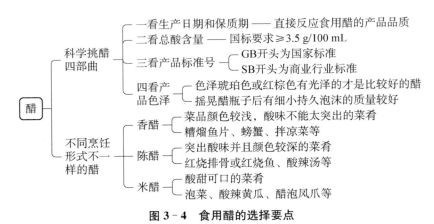

图 3-4　食用醋的选择要点

第四章 家庭食品安全与营养

第一节　家庭厨房的设计及就餐环境的布置

引言：

　　家是一个温暖的地方，能够让人们在结束了一天的学习工作之后感到放松。厨房是关乎家庭所有人食品摄入安全的场所。这一章将会围绕家庭常见的一些食品安全问题进行详述，让家在变得更有温度的同时也变得更加健康。

　　厨房不仅为家庭成员提供健康的饮食，还带给每一位家庭成员心灵的慰藉以及味蕾的满足。若是厨房的设计和就餐环境的布置得当，那么人们的生活将会变得更加美好。

　　家庭饮食是每个家庭都要妥善安排的重要事物，是构成幸福家庭生活不可缺少的因素。家庭厨房，是关乎全家人饮食健康的场所，需要精心设计和布置。

一、家庭厨房的设计

　　厨房是家庭中具有烟火气息的场所，不仅为家庭成员提供美味佳肴，还为人体的生长发育提供必需的营养素。厨房需要兼具功能性，要符合人体的使用习惯，通常分为三大核心区域：贮藏区域、清洗区域、烹饪区域。这三个区域的位置设置恰当的话，可以使人们的洗菜、拿菜、切菜、炒菜等一系列动作快速完成。

（一）贮藏区域

这个区域不仅仅包含冰箱，还需要有一些柜子来储藏食品干货。冰箱宜放置于厨房门口，既方便人们在厨房里拿取食物，也便于在餐厅区取用食物。

除了冰箱区域外，连着冰箱的一侧最好是平整的工作台面，方便摆放食物。在冰箱区域的一侧安装多层抽屉柜子以储存食品，能够使人们快速地拿取物品。安装可以摆放碗盘的柜子能够使餐具保持干净，也可以使得人们拿取更加的便捷。

（二）清洗区域

清洗区域，也就是我们熟知的水槽区，承担着清洗的重要角色，能够保证食物以及器具的干净。清洗区域最好在烹饪区域的附近，方便人们完成清洗、摆放切菜、炒菜等一系列动作。清洗区域最好安装双盆水槽，方便清洗和晾干。水槽旁边建议有干净敞亮的操作台，方便切菜，还可以摆放干净的餐具。如果需要安装洗碗机的话，可以安装嵌入一体式洗碗机，这样能够节省空间。

（三）烹饪区域

烹饪区域承担着厨房最重要的角色，毕竟美味可口的饭菜都需要在此完成。烹饪区域的位置需要离清洗区域近一些，当然离餐厅的位置也不能太远，否则不方便上餐。

厨房的三个核心区域的设计和操作台的高度，要依照厨房使用频次高的人员以及使用习惯来进行设计，只有这样才能最大限度地利用空间，打造高效且实用的厨房。

二、就餐环境的布置

（一）餐厅的设计

用心布置就餐环境会使餐厅发挥更大的使用功效。一般来说，餐厅的设计注重使用功能和美化功能，整个色调应以明朗轻快的颜色为主。当然，人在不同的季节，对色彩的感受也不尽相同，这里可以利用灯光、灯光罩和一些小饰物进行调节，以产生不同的情调。

（二）环境布置

就餐环境的布置可以借助一些小装饰来进行，比如买束新鲜的花，选择一些桌布。也可以根据自己的喜好搭配食物与餐具，准备不同颜色、质地、性状的餐具，将艺术和美食相融合，提升饮食体验。

第二节　厨房食品安全

引言：

　　每逢梅雨季节和盛夏季节，食物中毒人数都会骤增。据世界卫生组织统计，每年约 200 万人的死亡与食用不安全的食品有关，其中多数是儿童。含有有害细菌、病毒、寄生虫或化学物质的食品可导致从腹泻到癌症等 200 多种疾病的发生。不安全的食品造成疾病和营养不良的恶性循环，尤其影响到婴幼儿、老人和患病群体。

　　一日三餐要吃好，更要吃得健康安全。看着餐桌上的饭菜，你会不会担心其安全性呢？让我们化身厨房食品安全监察员，一起去厨房看看有哪些安全隐患吧！

　　国以民为本，民以食为天，食以安为先。厨房里的食品安全不仅牵动着整个家庭成员的安全健康，而且维系着社会经济的发展与稳定。

一、食品安全五大要点

　　世界卫生组织认为，食品安全是指确保食品消费对人类健康没有直接或潜在的不良影响。此外，世界卫生组织还提出了在各国公认有效且普遍实施的、对规范食品生产经营和指导家庭烹制食物具有重要意义的"食品安全五大要点"。

"食品安全五大要点"是指保持清洁、生熟分开、烧熟煮透、安全温度、使用安全的水和原材料（表4-1）。

表4-1 食品安全五大要点

序号	要点	要求
一	保持清洁	1. 拿食物前要洗手，准备食物期间还要经常洗手 2. 饭前便后洗手 3. 清洗和消毒用于准备食物的所有场所和设备。避免虫、鼠及其他动物进入厨房和接近食物
二	生熟分开	1. 生的畜肉、禽肉和水产品要与其他食物分开 2. 处理生的食物要有专用的设备和用具，例如刀具和切肉板 3. 使用器皿储存食物以避免生熟食物互相接触
三	烧熟煮透	1. 食物要彻底做熟，尤其是禽、蛋等 2. 食物的中心温度达到 70℃ 有助于保证食用安全。畜肉类和禽肉类的汁水要变清 3. 熟食再次加热要彻底
四	安全温度	1. 危险温度为 5℃～60℃ 2. 熟食在危险温度下不得存放 2 小时以上 3. 冰箱不是保险箱，不能久储存食物 4. 冷冻食物用微波炉解冻、冷藏室解冻等
五	使用安全的水和原材料	1. 使用安全的水进行处理以保证安全 2. 挑选新鲜和有益健康的食物 3. 选择经过安全加工的食物，例如经过低热消毒的牛奶 4. 水果和蔬菜要洗干净 5. 不吃超过保存期的食物

（一）保持清洁

多数微生物不会引起疾病，但泥土和水中以及动物和人身上常常可找到许多危险的微生物。手上、抹布上以及切肉板上可携带这些微生物，稍经接触即可污染食物并造成食源性疾病。病从口入的主要媒介可能是"脏手"，因此保持双手的清洁非常重要。饭前便后洗手，这是预防食物中毒的第一道防线。

（二）生熟分开

生熟不分是家庭食物中毒的主要原因。各种器皿、刀具、抹布、砧板都是细菌容易滋生的地方，需经常清洁消毒，保持干净。生的食物，尤其是畜肉、禽肉和水产品，可含有危险的微生物，在准备和储存食物时可能会污染其他食物，因此应与其他食物分开。应使用两套不同的器具（刀具和砧板）分别处理生食和熟食，以避免交互污染。使用可区分的器皿储存食物以避免生熟食物互相接触。

（三）烧熟煮透

适当烹调可杀死大部分危险的微生物。研究表明，烹调食物达到70℃有助于确保安全食用。需要特别注意的食物包括肉馅、烤肉、大块的肉和整只禽类。在烹饪畜禽肉类时，畜肉类和禽肉类的汁水要变清，而不能是淡红色的。剩菜剩饭不宜贮存太久，低温贮存的食物必须回锅加热处理，保证再加热食物的中心温度达到75℃。

（四）安全温度

如果以室温储存食物，微生物可迅速繁殖。温度保持在5℃以下或者60℃以上可使微生物生长速度减慢或停止。有些危险的微生物在5℃以下仍能生长。解冻时首选5℃以下冷藏解冻，虽然时间较长，但是安全性更好，对食品品质影响也较小。同时要注意避免反复解冻、冷冻，这样做会造成食物反复经过危险温度带，使微生物大量繁殖，使得食品品质与营养大打折扣。

（五）使用安全的水和原材料

水可被危险的微生物和化学品污染。受损和霉变的食物中可形成有毒化学物质。谨慎地选择原材料并采取简单的措施如清洗去皮，可减少危险。减少蔬菜农药残留可采用先用水浸泡 10 分钟，再用干净的水仔细清洗的方法。

二、厨房里的安全隐患

有些安全隐患会在不经意间发生，这就需要我们多加注意和留心，做到防患于未然。

（一）注意筷头朝上，砧板悬吊晾干

生熟食物所用的砧板最好能分开，至少要分生食和熟食两个砧板。此外要注意的是，筷子和砧板因其材质，容易发生霉变或开裂，因此每次使用完筷子和砧板后应及时清洗并选择通风、干燥的地方晾干，保持筷头朝上，砧板悬吊。砧板若使用频繁，出现多处刀痕坑洼不平时，需要及时更换。

（二）冰箱不是保险箱，尽量少囤食物

一般低温储藏分为冷藏和冷冻，常用冰箱的冷藏温度是 4～8℃，冷冻温度为 -23～-12℃。

对于一些生食，最好都独立包装。熟的食物在室温下不得存放 2 小时以上。所有的熟食和易腐烂的食物应及时冷藏，尤其是煮熟了的食物，最好盛放于容器中，立即放入冰箱。冷藏或冷冻食物可以减慢细菌的生长速度，然而，有些喜爱冷藏或冷冻条件的微生物仍能生长，比如李斯特菌。李斯特菌是一种致病细菌，有报道称李斯特菌在 0℃ 的温度下仍可缓慢生长。所以，放在冰箱里的剩饭剩菜，开封的牛奶、

罐头等，如果密封不严，也可能被微生物污染。

一定要记得冰箱只是暂时储存食物的家电。用好冰箱需掌握好四大原则：一是用好保鲜袋、保鲜盒，既节省空间，又防串味；二是一定要记得生熟分开，分区放置；三是定期清洁，定期除霜，既卫生又省电；四是合理设置冷藏温度与冷冻温度。

三、食材里爱"挑食"的微生物

微生物是形体微小、构造简单的生物的统称。有的微生物可以用来制作食物和饮料（如干酪、酸奶、啤酒和葡萄酒），可以用来制药（如青霉素）。有的微生物能使人生病，甚至死亡，称为"病原体"。这类微生物大多数并不改变食物的外观。

在我们所摄入的食材里也会有微生物的存在，本节主要介绍两种常见的微生物，希望大家平时能够多加注意。

（一）海产品里的副溶血性弧菌

副溶血性弧菌存在于海产品和腌制盐渍品中，不耐热不耐酸。引起副溶血性弧菌中毒的食物主要有墨鱼、海蜇等海产品，以及咸菜、腌肉等盐渍食品。

预防副溶血性弧菌要做到：清洗海产品的时候一定要与其他食物分开，要单独清洗，并且清洗完成之后一定要清洗水槽及周边，避免其他食物受到污染。

（二）鸡蛋里的沙门氏菌

沙门氏菌被认为是引起人类食物中毒的"头号杀手"，是一种常见的人畜共患病原菌，需氧或兼性厌氧、不耐热。我国《食品安全国家标准食品中致病菌限量》中明确规定，肉制品、水产制品、粮食制品等食品中不得检出沙门氏菌。需要注意的是，鸡蛋很容易遭受沙门氏菌的感染，所以不建议吃生鸡蛋。不吃生鸡蛋，不喝生蛋清，因为生鸡蛋的蛋白质成胶状，人体不易消化吸收，生蛋清中含有抗生物素蛋白和抗胰蛋白酶物质，前者会影响生物素的吸收，后者会抑制胰蛋白酶的活力，妨碍蛋白质的消化。

　　虽然食材里会隐藏一些微生物，但是只要我们坚持"食品安全五大要点"，就可以降低食物中毒的风险。

第三节 菜品选购及感官评定

引言：

  俗话说，"巧妇难为无米之炊"。要做出健康美味的佳肴，就需要优质食材的支撑。新鲜食材的选择是保证营养均衡的第一步。同时，新鲜的食材能最大限度地保留食材本身特有的味道，只需经过简单烹煮便可呈现美味。掌握一些鉴别新鲜食材的方法，有助于我们开启健康饮食的大门。

  食品原料是厨房中不可或缺的角色，是保障食品营养健康的第一步。食品原料大致可分为植物性食物与动物性食物，这一节我们就来讨论如何选购安全优质的食材。

一、植物性食物的选购

（一）蔬果的选购方法

  对于蔬菜水果这一类植物性食物，最好能够按需购买，这样才能保持较好的新鲜度。新鲜的植物性食物水分比较足，吃起来爽口；不新鲜的就会干瘪，吃起来味道不好。宜选择当地、应季的食材，这样可以缩短运输的距离，减少污染，保证食物新鲜卫生。蔬果的选购原则，总的来说有三点：购买新鲜卫生的蔬果，尽量买当季的蔬果，不买颜色异常、形状异常、气味异常的蔬果。下面举例说明部分蔬菜的选购要点。

茄子的选购要点包括：茄眼越大茄子越嫩；嫩茄子手握有黏滞感，发硬的茄子是老茄子；外观亮泽表示新鲜程度高，表皮皱缩、光泽黯淡说明已经不新鲜了；茄子的最佳消费期为 5 月和 6 月。

辣椒的果实形状与其味道的辣、甜之间存在明显的相关性。其选购要点包括：尖辣椒辣的多，且果肉越薄，辣味越重；柿子形的圆椒多为甜椒，果肉越厚越甜脆；红椒的维生素 C 含量比青椒高，但口感不如青椒脆嫩。

蔬菜市场上的番茄主要有两类：大红番茄和粉红番茄。大红番茄的糖、酸含量高，味浓，适合烧汤和炒食。粉红番茄的糖、酸含量低，味淡，适合生吃。番茄的果形与果肉关系密切，即扁圆形的果肉薄，正圆形的果肉厚。需要注意的是，不要买着色不匀、花脸的番茄以及形状畸形的番茄。

选购生姜时应选择未经过硫黄熏烤的。生姜一旦被硫黄熏烤过，外表就会变得微黄，看上去很好看，而且皮已经脱落。但工业用的硫黄含有铅、硫、砷等有害物质，在熏制过程中附着在生姜中，食用后会对人体呼吸道产生危害，严重的甚至会直接侵害肝脏、肾脏。

（二）豆制品的选购

选购豆制品的原则有：有正规包装，标注生产企业、产品标准和SC 标志；打开后风味正常，无酸味，表面不发黏；标注认证标识；注明保存温度和期限；尽量选用真空袋装豆制品，因为真空包装的豆制品比散装的豆制品卫生，保质期长，方便携带。此外，豆制品容易腐坏，建议少量购买，及时食用。

二、动物性食物的选购

动物性食物是优质蛋白质的来源，因此人们一定要选择新鲜的[①]，并且采用合理的烹饪方式，只有这样才能保证饮食安全，免受微生物的污染。动物性食物是否新鲜，可通过看、触、闻等方法，借助食物的外观、色泽、气味等感官指标加以辨别。不同新鲜程度的食物，其感官性状不同，辨别方法也不相同。对于动物性食物的选购，学会辨别是否新鲜是第一步。

（一）畜肉类

鲜肉的肌肉有光泽、红色均匀、脂肪白色（牛、羊肉或为淡黄色），外表微干或微湿润，不黏手，指压肌肉后的凹陷立即恢复，具有畜肉应有的正常气味。不新鲜畜肉的肌肉无光泽，脂肪灰绿，外表极度干燥或黏手，指压后的凹陷不能复原，留有明显痕迹，可能有臭味。

（二）禽肉类

新鲜禽肉的眼球饱满，皮肤光泽自然，表面不黏手，具有正常固有气味，肌肉结实有弹性。不新鲜禽肉眼球干缩、凹陷，角膜混浊污秽，口腔上带有黏液，呈灰色，体表无光泽，头颈部常带暗褐色，皮肤表面湿润发黏，或有霉斑，肉质松散、发黏，呈暗红、淡绿或灰色。

（三）蛋类

新鲜的蛋壳坚固完整、清洁、常有一层粉状物，手摸发涩，手感发沉，灯光透视可见蛋呈微红色。不新鲜蛋的蛋壳呈灰乌色或有斑点、

---

① 中国营养学会. 中国居民膳食指南（2016）［M］. 北京：人民卫生出版社，2016：146.

裂纹，手感轻飘，灯光透视时不透光或有灰褐色阴影，打开常见到黏壳或者散黄。购买鸡蛋，记得看标签的时间，一周内的鸡蛋，状态更好一些。此外，不管是洋鸡蛋还是土鸡蛋，只要是新鲜的就可以选购。

（四）鱼类

新鲜的鱼体表有光泽，鳞片完整、不易脱落，眼球饱满突出，角膜透明清亮，鳃丝清晰呈鲜红色，黏液透明，肌肉坚实有弹性，手指按压后凹陷立即消失，腹部正常、肛孔白色、凹陷。不新鲜的鱼体表颜色变黄或变红，眼球平坦或稍陷，角膜混浊，鳃丝粘连，肌肉松弛、弹性差，腹部膨胀，肛孔稍突出，有异臭气味。

第四节　加工贮藏对食物营养价值的影响

> **引言：**
>
> 　　被誉为"烹饪王国"的中国，以其传统的刀工、调味、火候等烹调方法及艺术造型而闻名于世。食物无论蒸、焖、炖、煮、汆，还是炒、熏、烤、煎、炸，都各有好处，各有弊端。适度的烹调加工，不仅能够促进人体的消化吸收，也能够提高食物的感官品质，增进食欲。
>
> 　　近年来，随着人们对健康越来越重视，人们更愿意选择蒸、焖、炖、煮、煨等烹调方法，以最大限度保留营养，促进健康。

一、烹调加工对食物营养价值的影响

　　食物经过烹调处理，能够起到杀菌及增进食物色、香、味的作用，也能够提高人体对食物营养素的利用率。烹调过程中，食物会发生一系列的物理及化学变化，使得某些营养素遭到破坏。因此，人们在烹饪过程中一方面要尽量利用其有利因素，提高营养价值，促进消化吸收；另一方面也要控制不利因素，尽量减少营养素的流失。

（一）谷类

谷类食物烹调前需要淘洗，在淘洗过程中会流失水溶性维生素和矿物质，所以需要减少淘洗次数，并且减少浸泡时间。谷类食物的烹饪方式对于 B 族维生素的影响最大。建议稻米类食物采用蒸的方式，面粉类食物采用蒸、烙的方式，减少油炸、煎的方式。

（二）畜禽肉蛋类

畜禽肉蛋类食物的烹调方式多种多样，建议采用蒸、焖、炖、炒等烹调方式进行处理。烹饪过的肉类蛋白质经过变性，更易于机体的消化吸收。采用上浆挂糊、急火快炒的形式可以使得肉类外部蛋白质迅速凝固，减少营养素的流失。肉类食物不要过度地煎、炸、熏烤，这样会使患癌风险增加。

（三）蔬菜类

蔬菜是人体获得维生素、矿物质、膳食纤维等营养成分的重要来源，在烹调过程中需要注意维生素 C 的流失。蔬菜使用先洗后切、急火快炒或者焯水拌食的方式，能够减少维生素的流失，使营养得到最大化的保留。此外，用加少量油的半碗水来替代大量炒菜油，菜下锅翻匀后再焖一两分钟，即"水油焖炒"，也有利于多种维生素的保存。

健康烹调的目标是在保障食品安全、带来良好口感风味的同时，尽量减少营养素的流失，让食物的消化吸收速度符合人体需要。

二、贮藏过程对食物营养价值的影响

食物摄入过多会引起体重的增加，所以就需要储存来减少每次的摄入量。食物贮藏不当会引起营养素的流失，因此人们要关注温度、湿度、光照等储藏条件。

（一）谷类

谷类食物在正常的贮藏条件下，其蛋白质、维生素和矿物质含量变化不大。当贮藏不当时，谷粒会发生霉变，感官性状及营养价值则会降低。由于粮谷贮藏条件和水分含量不同，不同维生素在贮藏过程中的变化也不同。比如谷粒的水分为17％时，储存5个月，维生素 B_1 丢失30％左右；水分为12％时，损失减少至12％左右。因此家里的谷类食物，一定要干燥、密封储存，减少霉变。

（二）蔬菜、水果

蔬菜、水果在采收后仍会不断发生生理、物理和化学变化。如果贮藏不当，其新鲜度和品质都会有所变化，营养价值和食用价值也会有所降低。

新鲜的蔬菜放置在湿度过高的地方时容易产生亚硝酸盐，在腐烂时更容易形成亚硝酸盐，所以要注意蔬菜贮藏的湿度条件。有一些水果如香蕉、芒果等属于热带水果，不宜放置冰箱，会有冻伤的表现，需要放在室温阴凉处贮藏。

（三）动物性食物

动物性食物一般采用低温贮藏，包括冷藏和冷冻。冷冻法是保持动物性食物营养价值、延长保质期的一种较好的方法。需要提醒的是，采购的动物性食物不能过多，长期放在冷冻室也会引起食材的不新鲜。动物性食物不能反复解冻、冷冻，否则会导致营养大量流失。

总之，按需选购新鲜的食材，并辅以适当的储存方式，才是保证食物安全的有效做法。

第五节　营养配餐与食谱设计

引言：

　　人们摄食一方面是为了满足生理需求，也就是获得充足的营养需要，维持身体的健康；另一方面则是为了享用不同风味的食物，满足心理上的享受。每个人在不同的阶段，对于营养的需求也不一样，这就是营养配餐的重要性。由于每个人对于食物的喜好不一样，选择的烹饪方式不一样，所以根据每个人特定的需求来设计食谱、搭配不同的食物种类是很重要的。

　　每一种食物都具有不同的营养，我们需要根据不同人的需求进行合理的搭配，从而实现营养均衡，维持身体健康。

一、营养配餐需注意

　　营养配餐是按人体的需要，根据食物中各种营养成分的含量，设计一天、一周或一段时间的食谱，使人们摄入的营养素充足并且比例合理，从而达到平衡膳食的要求。

　　营养配餐与人们的日常饮食和健康息息相关，要做到营养配餐的科学合理，需要以营养科学知识为指导（图4-1）。

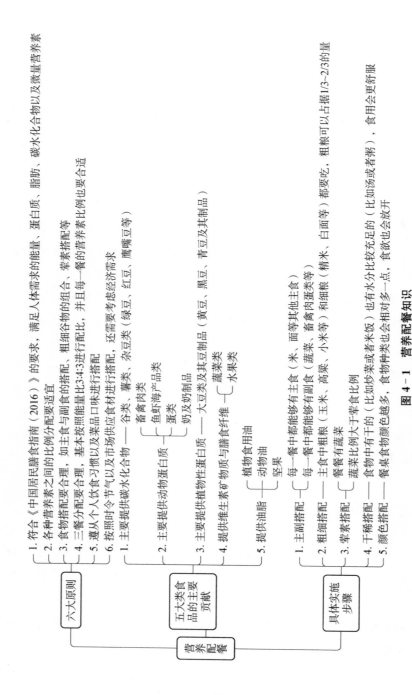

图 4-1　营养配餐知识

营养配餐

六大原则
1. 符合《中国居民膳食指南（2016）》的要求，满足人体需求的能量、蛋白质、脂肪、碳水化合物以及微量营养素
2. 各种营养素之间的比例要适宜
3. 食物搭配要合理，如主食与副食的比例搭配，粗细谷物的组合，荤素搭配等
4. 三餐分配要合理，基本按照能量比3:4:3进行配比，并且每一餐的营养素比例也要合适
5. 遵从个人饮食习惯以及菜品口味进行搭配
6. 按照时令气节供应食材进行搭配，还需要考虑经济需求

五大类食品的主要贡献
1. 主要提供碳水化合物——谷类、薯类、杂豆类（绿豆、红豆、鹰嘴豆等）
2. 主要提供动物性蛋白质
　畜禽肉类
　鱼虾海产品类
　蛋类
　奶及奶制品
3. 主要提供植物性蛋白质——大豆类及其豆制品（黄豆、黑豆、青豆及其制品）
4. 提供维生素矿物质与膳食纤维
　蔬菜类
　水果类
5. 提供油脂
　植物食用油
　动物食用油
　坚果

具体实施步骤
1. 主副搭配
　每一餐中都能够有主食（米、面等其他主食）
　每一餐中都能够有副食（蔬菜、畜禽肉食等）
2. 粗细搭配——主食中粗粮（玉米、高粱、小米等）和细粮（精米、白面等）都要吃，粗粮可以占据1/3~2/3的量
3. 荤素搭配——餐餐有蔬菜，蔬菜比例大于荤食比例
4. 干稀搭配——食物中有干的（比如炒菜或者米饭）也有水分比较充足的（比如汤或者粥），食用会更舒服
5. 颜色搭配——餐桌食物颜色越多，食物种类也会相对多一点，食欲也会放开

二、合理膳食这样做

合理膳食是指热量摄入与热能消耗的平衡、三大产能营养素的合理百分比、动物蛋白与植物蛋白的平衡。

合理膳食首先要满足人体对热量的需要，三大产能营养素在总热量中的百分比应当是：蛋白质 10%～20%，脂肪 20%～30%，碳水化合物 50%～65%。

每天三餐的比例分配可以是 3：4：3，即早餐占 30%，午餐占40%，晚餐占 30%。成人一日三餐，儿童和老年人三餐以外再加一次点心，点心可以在早餐与午餐之间，也可以在午餐与晚餐之间。

常见的配餐方法有重量配餐法、能量配餐法和食物交换份法。其中，食物交换份法相较于计算法更加简单便捷，但可能不够精确，适用于非营养专业人员使用，我们这里详细展开论述。

食物交换份法可根据等热能原则，在同类食物组进行交换，在满足家庭成员所需能量和营养素的基础上，进行食物互换，做到食物多样，适时调配，注重营养与口味相结合。

食物交换份法编制食谱的核心是食物交换份，按照食物所提供的主要营养素的不同，我们通常将食物分为五个组（谷薯组、蔬果组、鱼虾组、肉蛋大豆组和供热组）共十类（表 4 - 2）。食物交换份法的原则是等热能的食物（每类食物交换份的食物所含能量相近，即 90 kcal）可以进行交换，一般是同类食物进行交换，即在五组食物内部进行交换。每个交换份的同类食物中蛋白质、脂肪、碳水化合物等营养素含量相似，即可在编制食谱时相互交换。

表 4-2　各类食物交换份的产能营养素含量表

组别	食品类别	每份质量（g）	能量（kcal）	蛋白质（g）	脂肪（g）	碳水化合物（g）	主要营养素
谷薯组	谷薯类	25	90	2.0	—	20.0	碳水化合物、膳食纤维
蔬果组	蔬菜类	500	90	5.0	—	17.0	矿物质、维生素、膳食纤维
	水果类	200	90	1.0		21.0	
鱼虾组	鱼虾类	100	90	9.0	6.0	—	优质蛋白质、必需脂肪酸、矿物质
肉蛋大豆组	肉蛋类	50	90	9.0	6.0	—	优质蛋白质、矿物质
	奶类	160	90	5.0	5.0	6.0	
	大豆类	25	90	9.0	4.0	4.0	
供热组	坚果类	15	90	4.0	7.0	2.0	脂肪、碳水化合物
	油脂类	10	90		10.0		
	纯糖类	20	90	—	—	20.0	

　　根据上述营养素含量折算出各类食物每单位食物交换的质量，以利于不同食物不同品种间的"等价"交换，避免每天食物品种单一，促进食物多样化。

　　（1）谷薯类食品能量等值交换份表（表4-3）

表 4-3　谷薯类食品能量等值交换份表

食品名称（食部）	质量（g）	食品名称（食部）	质量（g）
大米、小米、糯米、薏米	25	干粉条、干莲子	25
高粱米、玉米糁	25	油条、油饼、苏打饼干	25
面粉、米粉、玉米面	25	烧饼、烙饼、馒头	35

续　表

食品名称（食部）	质量（g）	食品名称（食部）	质量（g）
混合面	25	咸面包、窝窝头	35
燕麦片、莜麦面	25	生面条、魔芋生面条	35
荞麦面、苦荞面	25	马铃薯	100
各种挂面、龙须面	25	湿粉皮	150
通心粉	25	鲜玉米（1个，带棒心）	200
绿豆、红豆、芸豆、干豌豆	25		

注：每份谷薯类食品提供蛋白质 2 g，碳水化合物 20 g，能量 90 kcal。根茎类一律以净食部分计算。

（2）蔬菜类食品能量等值交换份表（表 4-4）

表 4-4　蔬菜类食品能量等值交换份表

食品名称（食部）	质量（g）	食品名称（食部）	质量（g）
大白菜、圆白菜、菠菜、油菜	500	白萝卜、青椒、茭白、冬笋	400
韭菜、茴香、茼蒿	500	南瓜、菜花	350
芹菜、莴笋、油菜薹	500	鲜豇豆、扁豆、洋葱、蒜苗	250
西葫芦、番茄、冬瓜、苦瓜	500	胡萝卜	200
黄瓜、茄子、丝瓜	500	山药、荸荠、藕、凉薯	150
芥蓝、瓢菜	500	百合、芋头	100
空心菜、苋菜、龙须菜	500	毛豆、鲜豌豆	70
鲜豆芽、鲜蘑、水浸海带	500		

注：每份蔬菜类食品提供蛋白质 5 g，碳水化合物 17 g，能量 90 kcal，每份蔬菜一律以净食部分计算。

（3）水果类食品能量等值交换份表（表 4-5）

表 4-5　水果类食品能量等值交换份表

食品名称（食部）	质量（g）	食品名称（食部）	质量（g）
柿子、香蕉、鲜荔枝	150	李子、杏	200
梨、桃子、苹果	200	葡萄	200

食品名称（食部）	质量（g）	食品名称（食部）	质量（g）
橘子、橙子、柚子	200	草莓	300
猕猴桃	200	西瓜	500

注：每份水果类食品提供蛋白质 1g，碳水化合物 21g，能量 90kcal。每份水果一律以市品质量计算。

（4）肉蛋类和鱼虾类食品能量等值交换份表（表4-6）

表4-6 肉蛋类和鱼虾类食品能量等值交换份表

食品名称（食部）	质量（g）	食品名称（食部）	质量（g）
火腿、香肠	20	鸡蛋（1大个，带壳）	60
肥瘦猪肉	25	鸭蛋、松花蛋（1大个，带壳）	60
熟叉烧肉（无糖）、午餐肉	35	鹌鹑蛋（6个，带壳）	60
熟酱牛肉、熟酱鸭、大肉肠	35	鸡蛋清	150
瘦猪肉、牛羊肉	50	带鱼	80
带骨排骨	50	草鱼、鲤鱼、甲鱼、比目鱼	80
鸭肉	50	大黄鱼、黑鲢、鲫鱼	80
鹅肉	50	对虾、青虾、鲜贝	80
兔肉	100	蟹肉、水发鱿鱼	100
鸡蛋粉	15	水发海参	350

注：每份肉蛋类和鱼虾类食品提供蛋白质 9g，脂肪 6g，能量 90kcal。除蛋类为市品重量，其余一律为净食部分计算。

（5）奶类食品能量等值交换份表（表4-7）

表4-7 奶类食品能量等值交换份表

食品名称（食部）	质量（g）	食品名称（食部）	质量（g）
奶粉	20	牛奶	160
脱脂奶粉	25	羊奶	160
乳酪	25	无糖酸奶	130

注：每份奶类食品提供蛋白质 5g，碳水化合物 6g，能量 90kcal。

（6）大豆类食品能量等值交换份表（表4-8）

表4-8　大豆类食品能量等值交换份表

食品名称（食部）	质量（g）	食品名称（食部）	质量（g）
腐竹	20	北豆腐	100
大豆	25	南豆腐（嫩豆腐）	150
大豆粉	35	豆浆	400
豆腐丝、豆腐干、油豆腐	50		

注：每份大豆类食品提供蛋白质9g，脂肪4g，碳水化合物4g，能量90kcal。

（7）油脂类食品能量等值交换份表（表4-9）

表4-9　油脂类食品等值交换份表

食品名称（食部）	质量（g）	食品名称（食部）	质量（g）
花生油、香油（1汤匙）	10	猪油	10
玉米油、菜油（1汤匙）	10	牛油	10
豆油（1汤匙）	10	羊油	10
红花油（1汤匙）	10	黄油	10

注：每份油脂类食品提供脂肪10g，能量90kcal。

在使用食物交换份法编制食谱时，应重点关注三餐能量分配均匀。通过食物的互换，可根据一日食谱设计出一周食谱。以上各表所列饮食并非固定模式，可根据就餐的饮食习惯，并参照有关内容加以调整。食谱设计完成后同样需要对照食物成分表，将实际摄入量和推荐摄入量进行比较，如果大致相符，即热量可有5％的出入，其他营养素可有10％的出入，就认为该食谱合乎要求，否则要增减或者更换食物的种类或数量，直至满足营养素的需要。

三、食物分量心中明

我们只有了解食物摄入的分量是多少，才能做到心中有数，摄入不超量，更好地保持健康体重。

（一）手掌决定蛋白质的分量

对于蛋白质丰富的食物，如肉、鱼、蛋、豆类，使用手掌作为一份的单位。对于男性来说，每餐建议摄取 2 份的蛋白质。对于女性来说，每餐建议摄取 1 份。每份的厚度及直径与你的手掌是一样的。

（二）拳头决定蔬菜的分量

蔬菜，如青菜、菠菜、胡萝卜等，以拳头大小作为一份的单位。对于男性来说，建议一餐摄取 2 份；而女性的话，建议一餐摄取 1 份。同样，每份的厚度及直径跟拳头大小是一样的。

（三）手掌杯形状的区域决定碳水化合物的分量

如果要在餐点中加入额外的碳水化合物，手掌杯形状的区域可作为一份的单位。对于男性来说，建议摄取 2 份；对于女性来说，建议摄取 1 份。

（四）大拇指决定脂肪的分量

如果在餐点中要加入额外的脂肪，如鱼油、奶油等，用整个大拇指来作为一份的单位。男性建议摄取 2 份，女性建议摄取 1 份。

当然，如果你是体型比较大的人，那么手掌可能会比较大；如果你是体型比较娇小的人，那么手掌可能会比较小。当然，有些人的手掌大小可能跟身体大小不一致。尽管如此，手掌的大小跟身材、肌肉、骨骼等都有相当密切的关联性。

四、特殊人群配餐巧选择

（一）孕妇

孕妇需要选择叶酸丰富的食物，预防神经管畸形和高同型半胱氨酸血症，促进红细胞成熟以及血红蛋白的合成，比如蛋类、豆类、绿叶蔬菜等。孕妇除了从天然食物中摄取叶酸外，还需要额外补充叶酸。选择对胎儿脑部发育有益的食物，比如补充一些三文鱼、凤尾鱼等，用亚麻籽油、核桃油等作为食用油脂来补充 n - 3 多不饱和脂肪酸。选择含铁丰富的食物以预防贫血，如动物肝脏、红肉等，这类食物的铁吸收率比较高，搭配富含维生素 C 的食物食用，有利于促进铁的吸收。为了促进胎儿骨骼发育，需要选择含钙质丰富的食物，如虾皮、豆腐、牛奶、豆浆等。

（二）儿童

儿童的配餐可以选择三餐两点制。两餐之间适量地加餐，不影响正餐的食用即可。儿童的活动消耗大，而且处于生长发育阶段，需要选择富含优质的蛋白质、钙质、不饱和脂肪酸的食物，如虾仁、鸡蛋、鱼肉、豆腐、牛奶、绿叶菜等。

（三）偏瘦或偏胖者

偏瘦人群可以适当增加能量的摄入，采取多餐制，适当摄入优质的脂肪，使能量密度提高，如橄榄油、亚麻籽油、核桃油、玉米油等。肥胖人群则需要选择能量密度低的食物，降低油脂的摄入，适当提高蛋白质的摄入。建议选择全谷物作为主食，食用瘦肉、鱼肉、鸡胸肉等脂肪含量低的食物，多补充蔬菜。

（四）糖尿病患者

这类人群宜选择低 GI 的碳水化合物，并且控制碳水化合物的摄入量，每餐的主食控制在一个拳头大小即可。建议选择南瓜、玉米、红薯替代部分主食，增加黑米、小米、糙米、燕麦米等谷物的摄入。

（五）心脑血管患者

这类人群宜选择优质脂肪，并且控制动物脂肪的摄入。对于盐的摄入也要控制，包括控制预包装食品里的盐的摄入。尽量选择膳食纤维丰富的食物，比如蔬菜类、杂粮类等。

（六）骨质疏松患者

这类人群需要补充富含钙质以及维生素 D 的食物，配合户外运动，增进钙质的吸收。这类人群可以选择牛奶、酸奶、豆腐、豆干、鱼肉、虾仁等。

（七）肿瘤患者

这类人群需要加强营养，选择合适的高能量、高蛋白、易消化的食物，也可以选择特殊医学用途配方食品。有科学研究表明，营养不良的肿瘤患者 5 年存活率明显低于营养良好的患者。这就需要根据特定的需求科学地补充营养，增强免疫力。

五、科学卫生来享用

随着这次新型冠状病毒肺炎疫情的发展，人们开始反思生活中各种导致疫情传播的不良习惯，其中之一就是多人共餐的"大桌饭"。多人共餐虽然体现了相互分享的美德，但是在这个人口密集、流动性大的社会背景下，"大桌饭"也带来了很多健康隐患。

　　有证据显示，食源性疾病在发展中国家更为严重，其原因与饮食习惯相关。很多致病性微生物会经过共用餐具"经口传播"，比如肝炎、幽门螺旋杆菌、流感病毒、冠状病毒等。

　　分餐制主要有以下几个优点：

　　第一，有利于预防经口传播疾病。避免共同用餐时个人使用的筷子、勺子接触公众食物，传播一些传染性疾病。

　　第二，有利于定量取餐、按需进食，保证营养平衡。儿童可以学习认识食物，熟悉量化食物，有助于良好饮食习惯的养成。

　　第三，有利于节约粮食，减少浪费。聚餐场合往往会过量购买和过量备餐，如果分餐就可以按量取舍，剩余饭菜又可打包带走。

第五章 家庭中特殊生理人群的营养膳食

第一节　孕妇的膳食营养

引言：

　　随着社会的高速发展和生活水平的提高，人们的保健意识也迅速提升。孕育一个健康聪明的孩子，是关系到孕产妇及其双方父母三个家庭幸福稳定的大事。尤其是越来越多的研究表明，准妈妈的饮食习惯、身体状态，在很大程度上影响着孩子的体质、智力发育，以及未来罹患各种疾病的风险，包括糖尿病、肿瘤、哮喘、过敏等。此外研究还发现，如果孕期不挑食、不偏食，有良好饮食习惯的母体，其婴儿在6月龄后容易接受辅食以及后续接受多样化的膳食结构。

　　近年来有些孕妇在怀孕期间一味大补特补，导致妊娠高血压、糖尿病发病率激增，甚至在其产后罹患2型糖尿病、胰岛素抵抗、高血压、心血管疾病、肾损害和严重肝病的风险也显著增加[①]，严重影响母婴的健康。因此，整个孕期保证孕妇合理营养，践行健康的生活方式极为重要。值得强调的是，孕妇获取营养不能靠补充剂，而是要靠丰富、平衡的食材搭配来实现。

[①] 徐伶. 初孕妇妊娠糖尿病和产后糖尿病发病的影响因素调查［J］. 中国医药指南，2018，16（23）：77.

一、孕妇的生理特点及营养需求

当精子和卵子相遇的瞬间，女性的身体就会出现变化。在整个妊娠期，为适应胎儿成长发育的需要，母体全身的各个系统都会发生渐进性、连续性的变化。这些变化的目的主要是为了供给胎儿养分，孕育和保障小生命，同时也为孕妇的分娩及分娩后乳汁分泌创造条件。孕期准妈妈的基础代谢率上升，身体蛋白质的合成能力增加以供给胎儿组织及妊娠相关组织，因此这个时期的营养补充尤为重要。孕期的不同阶段表现出不同的特点及营养需求，因此妊娠期各个阶段的饮食应在非孕妇女的基础上，根据胎儿生长的特点以及母体生理和代谢变化进行适当的调整（表 5-1、5-2）。

表 5-1　妊娠期的营养需要

妊娠期阶段	胎儿生长特点	孕妇消化系统变化	孕妇营养需要	注意事项
孕早期（怀孕 1～3 个月）	胎儿生长发育缓慢，脑及神经管开始发育	早孕反应和食欲改变；胃排空的时间延长，肠蠕动减慢	热量及各种营养素的需要量与孕前基本相同。孕妇饮食以清淡易消化为宜，保证碳水化合物的摄入，营养成分应全面	整个孕期应口服叶酸补充剂 400 μg/d；孕吐严重影响进食时，可进食烤面包、烤馒头片、苏打饼干等食物；平衡膳食
孕中期（怀孕 4～6 个月）	胎儿生长发育增快，运动神经与感觉神经开始发育，味觉、嗅觉、触觉、视觉、听觉开始发育	孕妇对碳水化合物、脂肪、蛋白质三大物质的代谢逐渐增高	对热能及各种营养素需要明显增加，孕妇摄取食物的品种和数量也应有所增加。保证摄入全面多样、荤素搭配、营养素密度高的食物	预防缺铁性贫血，应增加富含铁的食物；保证碘的供应，但钠不要过量；同时应控制体重，防止营养过剩

妊娠期阶段	胎儿生长特点	孕妇消化系统变化	孕妇营养需要	注意事项
孕晚期（怀孕7～9个月）	胎儿的生长发育更加迅速，胎儿皮下开始长出大量脂肪，各个器官发育成熟	食量增大；肠蠕动减慢，容易便秘，加上增大的子宫对直肠的压迫，可能会引起痔疮或使原有痔疮症状加重	对优质蛋白质、钙、铁的摄入量增加，以备分娩和泌乳期的需要	易缺乏营养素，尤其是钙和铁；易出现水肿，必须控制食盐摄入；进行适量的运动，为顺利分娩作准备

表 5－2　孕期能量及主要营养素需要

能量及营养素（单位）	未孕女性	孕早期	孕中期	孕晚期
能量（kcal/d）	1 800	＋0	＋300	＋450
蛋白质（g/d）	55	＋0	＋15	＋30
碳水化合物供能比（％E）	50％～65％			
脂肪供能比（％E）	20％～30％			
DHA（mg/d）	—	200	200	200
钙（mg/d）	800	＋0	＋200	＋200
铁（mg/d）	20	＋0	＋4	＋9
锌（mg/d）	7.5	＋2	＋2	＋2
碘（mg/d）	120	＋110	＋110	＋110
维生素 A（μg RAE/d）	700	＋0	＋70	＋70
维生素 C（mg/d）	100	＋0	＋15	＋15
叶酸（μgDFE/d）	400	＋200	＋200	＋200

注：以轻体力活动水平的女性为例。
数据来源：中国居民膳食营养素参考摄入量表（DRIs 2013）。

二、孕妇的饮食搭配

孕期妇女膳食指南应在一般人群膳食指南的基础上作些补充①：补充叶酸，常吃含铁丰富的食物，选用碘盐；孕吐严重者，可少量多餐，保证摄入含必要量碳水化合物的食物；孕中晚期适量增加奶、鱼、禽、蛋、瘦肉的摄入；适量身体活动，维持孕期适宜增重；禁烟酒，愉快孕育新生命，积极准备母乳喂养（图5-1）。

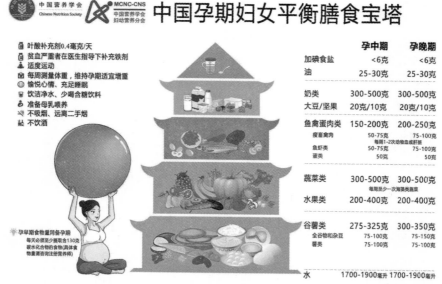

图5-1 中国孕期妇女平衡膳食宝塔

在实践操作时，我们需要特别注意以下几点②：

---

① 中国营养学会. 中国居民膳食指南（2016）[M]. 北京：人民卫生出版社，2016：174.
② 中国营养学会. 中国居民膳食指南（2016）[M]. 北京：人民卫生出版社，2016：175—179.

第一，叶酸充足可以保证幼红细胞核中 DNA 的合成，促进神经管的正常发育，因此建议在整个孕期，叶酸应达到 600 μgDFE/d。

第二，孕期膳食中铁摄入不足容易导致孕妇及婴儿发生缺铁性贫血或铁缺乏，对母婴的健康产生许多不良影响。因此建议孕中期、孕晚期每天增加 20～50 g 红肉，每周摄入 1～2 次动物内脏。孕中期和孕晚期铁的推荐摄入量在孕前 20 mg/d 的基础上分别增加 4 mg/d 和 9 mg/d，达到 24 mg/d 和 29 mg/d。

第三，孕期新陈代谢增强，甲状腺素合成增加，对碘的需要量显著增加。孕期碘的推荐摄入量 230 μg/d，比非孕时增加近 1 倍。孕妇除坚持选用加碘盐外，还应常吃含碘丰富的海产食物，如海带、紫菜等。同时应注意，盐的总量要控制，每天不超过 6 g，这对预防妊娠高血压、水肿，减轻心脏和肾脏负担都有好处。

三、孕期的营养餐制作

（一）确定一日的食物摄入量

根据《中国妇幼人群膳食指南（2016）》中的膳食摄入量，孕妇一日的食物摄入量如表 5-3 所示。

表 5-3 孕期一日食物摄入量推荐（g）

指标	\multicolumn{12}{c}{食物摄入量推荐（g）}
	谷类	薯类	蔬菜类	水果类	畜禽肉类	水产类	蛋类	奶及奶制品	大豆及其制品	坚果	食用油	盐
建议数量	总量 275～325，全谷 75～100，薯类 75～100		300～500	200～400	50～75	50～75	50	300～500	20	10	25	<6

（二）孕期食谱编制的食物选择要点和原则

在孕期的每个月里，密切关注孕妈妈和胎宝宝的变化，提供科学的营养饮食方案，提前为准妈妈和宝宝进行营养储备是十分必要的。孕期的食物选择应遵循以下原则（表5-4）。

表5-4 孕期食物选择原则

主食	增加粗杂粮摄入，适量选择薯类
蔬菜	足量新鲜蔬菜，绿叶蔬菜和红黄色等有色蔬菜占2/3以上
水果	每天200～400 g
奶类	保证奶类摄入，孕晚期增加至500 mL
蛋类、肉类和鱼虾	保证DHA摄入，建议每周摄入2～3次深海鱼，摄入量不超过340 g；摄入1～2次的动物血和肝脏，每次20～50 g
豆浆、豆腐	推荐食用，少吃或不吃腐乳、臭豆腐等腌制类豆制品
坚果	加餐优选原味坚果，推荐适量食用
食用油	增加单不饱和脂肪酸的比例
调味品（盐）	除含碘盐外，增加含碘丰富的海产品
甜食	少吃或不吃甜点、零食、饮料及各种加糖食品
酒精、浓茶和咖啡	禁止摄入

（三）营养餐示范

食谱制定应根据孕妇的饮食习惯，充分考虑其个人生活方式的偏好，在选材和烹饪方式上既满足感官需求，又满足营养需求。食谱制定时还应考虑孕妇体重的增长、母婴对营养素的需求等。

根据孕晚期一天各类食物摄入量的建议值，孕7～9个月一天食谱举例如表5-5所示。该食谱适用于有血糖控制和体重控制问题的孕妇，特别适合患妊娠糖尿病的准妈妈。

表5-5 孕7～9个月一日营养食谱 （2100 kcal）

餐次	菜肴名称	食材及数量
早餐	黑米发糕	黑米20 g，粳米20 g
	牛奶燕麦	牛奶300 mL，燕麦5 g

续　表

餐次	菜肴名称	食材及数量
早餐	虾皮蒸蛋	鸡蛋50g，虾皮3g
	紫甘蓝拌木耳	紫甘蓝70g，木耳3g，香菜10g，松子8g
早点	银耳炖雪梨	干银耳5g，梨100g，枸杞3个，红枣6g
	无糖酸奶	酸奶一小杯100mL
午餐	杂粮饭	粳米50g，大黄米20g，甜玉米粒20g
	芦笋口蘑三文鱼	三文鱼50g，芦笋50g，口蘑10g
	上汤娃娃菜	娃娃菜120g，皮蛋10g，红彩椒15g，豆腐丝25g
午点	烤红薯片	烤红薯片100g
	水果	橙子250g
晚餐	杂粮饭	粳米50g，南瓜20g，黑芝麻5g
	虫草花鸽子汤	鸽子50g，山药40g，干虫草花5g
	蒜蓉西蓝花	西蓝花100g，胡萝卜20g，木耳3g，大蒜5g
晚点	核桃芝麻山药浆	核桃仁10g，白芝麻5g，山药干10g，牛奶100mL
饮品	不含糖和脂肪的饮品	白开水、淡柠檬水、淡乌龙茶均可
全天用油控制在25～30g，用盐不超过6g		

第二节　哺乳期妇女膳食指南

引言:

　　"坐月子"是中国的传统习俗。传统观念认为月子坐不好，可能影响女性一生的健康。然而，月子餐经常存在大量的饮食误区，比如有些地方的习俗是"产妇要每天卧床、吃鸡蛋、喝猪蹄汤"，其实，进食过量动物性食物和汤汁，不仅会造成营养素摄入过剩，还容易引起堵奶；有些地方的习俗是让产妇不吃或少吃蔬菜和水果，以致微量营养素摄入不足；有些地方的习俗是让产妇在孩子满月之后即刻恢复一般饮食，这其实会影响母乳喂养。因此，均衡饮食、适当活动对哺乳期妇女的恢复和健康非常必要。

一、哺乳期妇女的生理特点及营养需求

　　对于处于哺乳期的妇女而言，为了保证哺乳的顺利完成以及自身机体的快速恢复，其生理特点主要表现为基础代谢率增高，相较于未哺乳的妇女，一般基础代谢率会增高 20％左右，而且随着宝宝的不断生长发育，为了满足宝宝的营养需要，泌乳量也会变得越来越大。世界卫生组织建议婴儿 6 个月内应纯母乳喂养，并在添加辅食的基础上持续母乳喂养到 2 岁甚至更长时间。母乳质量的好坏直接取决于母

亲的营养与健康状况，为了确保哺乳期妇女能够将更加优质的乳汁顺利分泌出来，那么就应该调整哺乳期妇女对于营养素的摄入量（表5-6）。

表 5-6 哺乳期能量及主要营养素需要

能量及营养素（单位）	未孕女性	哺乳期
能量（kcal/d）	1 800	+500
蛋白质（g/d）	55	+25
碳水化合物供能比（%E）	50%～65%	
脂肪供能比（%E）	20%～30%	
DHA（mg/d）	—	200
钙（mg/d）	800	+200
铁（mg/d）	20	+4
锌（mg/d）	7.5	+4.5
碘（mg/d）	120	+120
维生素 A（μgRAE/d）	700	+600
维生素 C（mg/d）	100	+50
叶酸（μgDFE/d）	400	+150

注：以轻体力活动水平的女性为例。
数据来源：中国居民膳食营养素参考摄入量表（DRIs 2013）。

产后第一个月，产妇既要愈合产道损伤，又要保证泌乳，因此特别需要补充的包括蛋白质、泌乳和恢复骨骼矿物质密度所需的钙、B族维生素，以及弥补失血和重建肝脏铁储备所需的铁元素等。因此，产妇应充分认识到合理营养的重要性，坚持产褥期食物多样但不过量，重视整个哺乳阶段的营养，以保证乳汁的质与量，为持续进行母乳喂养提供保障。

二、哺乳期妇女的饮食搭配

哺乳期妇女膳食指南在一般人群膳食指南基础上有所增加[①]：增加富含优质蛋白质及维生素 A 的动物性食物和海产品，选用碘盐；产褥期食物多样不过量，重视整个哺乳期营养；愉悦心情，充足睡眠，促进乳汁分泌；坚持哺乳，适度运动，逐步恢复适宜体重；忌烟酒，避免浓茶和咖啡（图 5－2）。

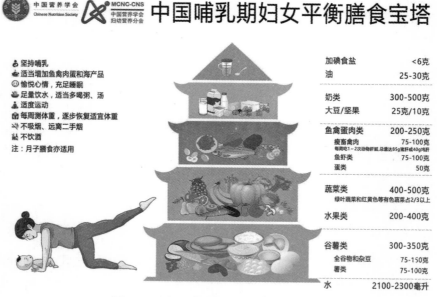

图 5－2　中国哺乳期妇女平衡膳食宝塔

在实践操作时，我们需要特别注意以下几点：

---

① 中国营养学会．中国居民膳食指南（2016）［M］．北京：人民卫生出版社，2016：183．

（一）合理膳食，保证营养素全面充足

1. 合理安排产褥期膳食

产妇由于分娩时损耗大量的体力，在分娩后的 1～2 天容易感到疲劳无力或肠胃功能较差，因此饮食应选择清淡、稀软、易消化的食物，如面片、挂面、馄饨、粥、蒸或煮的鸡蛋及煮烂的肉菜，之后就可过渡到正常膳食。剖宫产的产妇手术后以肠道排气作为开始进食的标准。术后第一天以稀粥、米粉、藕粉等流质食物为主，少量多次进食，第二天吃些软烂的半流质食物，如蛋羹、烂面、肝泥肉末等，之后可进食普通软食。

2. 保证膳食中营养素的全面充足

哺乳期需要营养均衡、食材多样的膳食。小米、红豆等都是传统的催奶食物，是哺乳期妇女的好主食。全谷物杂豆食物中维生素 B_1、钾、镁、铁、锌等矿物质含量丰富，有利于提高乳汁质量，同时这类食物富含的膳食纤维有利于预防产褥期便秘。摒弃月子期、哺乳期不能吃或少吃蔬菜水果的月子陋习，蔬菜水果是维生素、矿物质和植物化学物的主要来源，做到"餐餐有蔬菜、天天有水果"，以"新鲜、多品种、颜色丰富"作为选择原则。鱼、禽、蛋、肉、奶及大豆类食物是优质蛋白质的最好来源，哺乳期应增加摄入。

（二）规律生活，坚持母乳喂养

母乳中含有婴幼儿成长所需的重要营养物质，在一定程度上能够增加婴幼儿的抵抗力。母乳喂养不仅对母婴的身体健康有重要的作用，而且能促进母子情感交流。因此，乳母首先要树立纯母乳喂养的信心，通过合理营养及多喝汤水来保证母乳的质和量。研究表明，情绪、心理及精神状态可直接影响乳母的乳汁分泌，所以家人应充分关心乳母，帮助其舒缓压力，愉悦心情。充足的睡眠也是促进乳汁分泌的重要因素，家人应合力带养宝宝，让乳母保证 8 小时以上睡眠时间，避免过

度疲劳。此外，乳母还应适当运动，做一些产后健身操，这样可促使自身机体复原，逐步恢复适宜体重，有利于预防糖尿病、心血管疾病、乳腺癌等慢性疾病的发生。

三、哺乳期的营养餐制作

（一）确定一日的食物摄入量

根据《中国妇幼人群膳食指南（2016）》中的膳食摄入量，哺乳期妇女一日的食物摄入量如表 5-7 所示。

表 5-7 哺乳期妇女一日食物摄入量推荐（g）

	食物摄入量推荐（g）											
指标	谷类	薯类	蔬菜类	水果类	畜禽肉类	水产类	蛋类	奶及奶制品	大豆及其制品	坚果	食用油	盐
建议数量	总量 300～350，全谷 75～150，薯类 75～100		400～500	200～400	75～100	75～100	50	300～500	25	10	25	<6

（二）哺乳期食谱编制的食物选择要点和原则

哺乳期为了保证乳母自身的恢复及优质乳汁的分泌，乳母对能量、优质蛋白质、无机盐、维生素的需求均相应增加。哺乳期的食物选择应遵循以下选择原则（表 5-8）。

表 5-8 哺乳期的食物选择原则

主食	增加粗杂粮摄入，适量选择薯类
蔬菜	足量新鲜蔬菜，绿叶蔬菜和红黄色等有色蔬菜占 2/3 以上
水果	每天 200～400 g
奶类	保证每天 300～500 mL 奶类摄入
蛋类、肉类和鱼虾	保证 DHA 摄入，建议每周摄入 2～3 次深海鱼，摄入量不超过 340 g；摄入 1～2 次的动物血和肝脏，每次 20～50 g

续　表

豆浆、豆腐	推荐食用，少吃或不吃腐乳、臭豆腐等腌制类豆制品
坚果	加餐优选原味坚果，推荐适量食用
食用油	增加单不饱和脂肪酸的比例
调味品（盐）	除含碘盐外，增加含碘丰富的海产品
甜食	少吃或不吃甜点、零食、饮料及各种加糖食品
汤汁	餐前不宜喝太多汤；喝汤的同时要吃肉；不宜喝多油浓汤
酒精、浓茶和咖啡	禁止摄入

（三）营养餐示范

食谱制定应根据乳母的饮食习惯，充分考虑其个人生活方式的偏好，在选材和烹饪方式上既满足其感官要求又满足营养需求。食谱制定时还应考虑促进乳汁分泌及产妇身体恢复的需求，提高乳母对食谱的接受度，助力宝宝健康成长。

根据乳母一天各类食物摄入量的建议值，乳母一天食谱举例如表5-9所示。该食谱适用于孕期增重基本正常，希望缓慢降低体脂，同时又不影响给婴儿哺乳的新妈妈。

表 5-9　产后女性一日营养食谱（2 100 kcal）

餐次	菜肴名称	食材及数量
早餐	小米燕麦粥	小米 20 g，燕麦片 10 g，红薯 50 g，枸杞 10 g，花生仁 10 g
	牛奶	全脂牛奶 200 mL
	蛤蜊肉蒸蛋	鸡蛋 60 g，蛤蜊肉干 20 g
早点	香芋西米露	香芋 45 g，西米 20 g，牛奶 100 mL
	水果拼盘	苹果 100 g，桃子 70 g

餐次	菜肴名称	食材及数量
午餐	红薯杂粮饭	粳米 50 g，红薯 70 g，燕麦 10 g，玉米粒 20 g
	虾仁芦笋	虾仁 40 g，芦笋 50 g，草菇 30 g
	蟹味菇乌塌菜	乌塌菜 100 g，蟹味菇 20 g，胡萝卜 10 g
午点	亚麻籽豆浆	亚麻籽 5 g，燕麦粒 5 g，干黄豆 10 g
晚餐	杂粮饭	粳米 60 g，藜麦 10 g，红薯 30 g
	鲫鱼炖豆腐	鲫鱼 60 g，豆腐 40 g
	蒜蓉西蓝花	西蓝花 100 g，胡萝卜 20 g，木耳 3 g，大蒜 5 g
晚点	红豆杂粮粥	红豆 20 g，小米 20 g，紫米 10 g，燕麦 10 g
饮品	不含糖和脂肪的饮品	白开水、淡柠檬水、淡乌龙茶均可
全天用油控制在 25～30 g，用盐不超过 6 g		

第三节　婴幼儿的膳食营养

引言：

在孩子呱呱坠地的那一刻起，母亲既欢喜又着急，因为喂养问题是让母亲犯难的一个环节。现代医学研究证明，人脑神经细胞的数目在出生后 6 个月内还在继续增加。这个时期脑细胞数量增加的必要条件是蛋白质和一些辅助营养素的充分供应。因此，婴幼儿时期提供充足的营养是促进脑部生长发育的关键因素。

出生后至满 2 周岁阶段，构成生命早期 1 000 天关键窗口期中 2/3 的时长，该阶段的良好营养和科学喂养是儿童近期和远期健康最重要的保障。生命早期的营养和喂养对体格生长、智力发育、免疫功能等近期及后续健康持续产生至关重要的影响。本节将婴幼儿膳食分为 6 月龄内婴儿和 7～24 月龄婴幼儿膳食营养两部分，这是由于两个阶段有着不同的营养及饮食需求。6 月龄内婴儿需要完成从宫内依赖母体营养到宫外依赖食物营养的过渡，强调鼓励纯母乳喂养；7～24 月龄婴幼儿需要通过辅食添加，满足婴幼儿营养需要及锻炼饮食行为，强调顺应性喂养模式，以助于幼儿健康饮食习惯的形成。

一、6月龄内婴儿的生理特点及营养需求

（一）6月龄内婴儿的生理特点

6月龄内是一生中生长发育的第一个高峰期，对能量和营养素的需要高于其他任何时期。但婴儿消化器官和排泄器官发育尚未成熟，功能不健全，对食物的消化吸收能力及代谢废物的排泄能力仍较低。而6月龄内婴儿处于1000天机遇窗口期的第二个阶段，营养作为最主要的环境因素对其生长发育和后续健康持续产生至关重要的影响。

（二）6月龄内婴儿的营养需求

6月龄内婴儿需要完成从宫内依赖母体营养到宫外依赖食物营养的过渡，来自母体的乳汁是完成这一过渡最好的食物，基于任何其他食物的喂养方式都不能与母乳喂养相媲美。母乳既可提供优质、全面、充足和结构适宜的营养素，满足婴儿生长发育的需要，又能完美地适应其尚未成熟的消化能力，并促进其器官发育和功能成熟。此外，母乳喂养能满足婴儿6月龄内全部液体、能量和营养素的需要（表5-10），母乳中的营养素和多种生物活性物质构成一个特殊的生物系统，为婴儿提供全方位呵护，助其在离开母体保护后，仍能顺利地适应大自然的生态环境，健康成长。

表5-10　6月龄内婴儿的营养需求

能量及营养素	营养需求	操作建议
能量［kcal/（kg·d）］	90	
蛋白质（g/d）	9	
碳水化合物（g/d）	60	提倡母乳喂养，按需喂养
脂肪（g/d）	48	
DHA（mg/d）	100	

能量及营养素	营养需求	操作建议
矿物质	母乳充足，一般不需要额外补充	
维生素	通过母乳摄入，维生素 D 应在孩子出生 14 天后开始补充，每日 400 IU	
水	母乳充足，一般不需要额外补充	如有腹泻等现象，需要相应补水

二、6 月龄内婴儿的膳食指南

针对我国 6 月龄内婴儿的喂养需求和可能出现的问题，基于目前已有的科学证据，同时参考世界卫生组织、联合国儿童基金会和其他国际组织的相关建议，提出 6 月龄内婴儿母乳喂养指南[①]。核心推荐：产后尽早开奶，坚持新生儿第一口食物是母乳；坚持 6 月龄内纯母乳喂养；顺应喂养，建立良好的生活规律；生后数日开始补充维生素 D，不需补钙；婴儿配方奶是不能纯母乳喂养时的无奈选择；监测体格指标，保持健康生长（图 5 - 3）。

在实践操作时，我们需要特别注意以下几点：

第一，理解、尊重和支持母乳喂养。要知道任何婴儿配方奶都不能与母乳相媲美，建议 6 月龄内完全采用纯母乳喂养，之后在辅食添加条件下持续母乳喂养到两岁或两岁以上。

第二，分娩后尽早开始让婴儿反复吸吮乳头，婴儿吸吮前不需过分擦拭或消毒乳头。我们可以通过环境布置、家人共育、精神鼓励，使乳妈妈心情愉悦，加之尽早进行亲子肌肤接触、正确的乳腺按摩等，助力乳妈妈成功开奶。鼓励乳妈妈按需喂奶，随着孩子的成长，从按

---

① 中国营养学会. 中国居民膳食指南（2016）［M］. 北京：人民卫生出版社，2016：191.

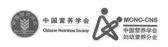

中国6月龄内婴儿母乳喂养
关键推荐示意图

🔔 尽早开奶
🤱 第一口吃母乳
🍼 纯母乳喂养
💊 不需要补钙
💉 每日补充维生素D 400IU
🤱 顺应喂养
🥫 婴儿配方奶不是理想食物
📏 定期测量体重和身长

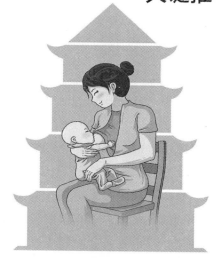

图 5 - 3　中国 6 月龄内母乳喂养关键推荐示意图

需喂养模式到规律喂养模式递进。

第三，婴儿出生两周后开始每日补充维生素 D 400 IU，一般不需额外补钙。

第四，当婴儿患有某些代谢性疾病或者乳母患有某些传染性或精神性疾病，乳汁分泌不足或无乳汁分泌等，不能用纯母乳喂养婴儿时，建议首选适合于 6 月龄内婴儿的配方奶喂养，不宜直接用普通液态奶、成人奶粉、蛋白粉、豆奶粉等喂养婴儿。

第五，选用世界卫生组织的"儿童生长曲线"判断婴儿的生长状况。出生体重正常婴儿的最佳生长模式是基本维持其出生时在群体中的分布水平。婴儿生长有自身规律，不宜追求参考值上限。

三、7～24月龄婴幼儿的生理特点及营养需求

研究表明，成功添加辅食有助于婴儿正常生长发育，而且这些婴儿成年后多数都有良好的饮食习惯，且慢性病的发病率也比较低。7～24月龄婴幼儿处于1000日机遇窗口期的第三阶段，要做到顺应婴幼儿需求喂养。这个阶段婴幼儿的特殊性还在于，教养人在提供一日三餐时，其膳食营养认知情况及对食物的选择，对婴幼儿营养素的摄入及其饮食行为有显著的影响[①]。

（一）7～24月龄婴幼儿的生理特点

7～24月龄婴幼儿是指满6月龄（出生180天后）至2周岁（24月龄内）的婴幼儿。7～24月龄婴幼儿需要通过接触、感受和尝试，逐步体验和适应多样化的食物，从被动接受喂养转变到自主进食。这一过程从婴儿7月龄开始，到24月龄时完成。

（二）7～24月龄婴幼儿的营养需求

对于7～24月龄婴幼儿，母乳仍然是重要的营养来源，但单一的母乳喂养已经不能完全满足其对能量以及营养素的需求，必须引入其他营养丰富的食物。因此，此时的辅食添加和母乳喂养同等重要（表5-11）。

---

① 甘银艳，郭超男．中国0～5岁儿童营养不良的现状、影响因素与干预策略［J］．中国妇幼卫生杂志，2015（04）：99—103.

表 5-11　7～24 月龄婴幼儿的营养需求

能量及营养素	营养需求	操作建议
能量 [kcal/（kg·d）]	80	继续母乳喂养，适时适量添加辅食
蛋白质（g/d）	15	
碳水化合物（g/d）	40	
脂肪（g/d）	85	
DHA（mg/d）	100	
矿物质	满 6 月龄需要首先添加强化铁的辅食	
维生素	通过母乳摄入，维生素 D 应在孩子出生 14 天后开始补充，每日 400 IU	
水	母乳充足，一般不需要额外补充	如有腹泻等现象，需要相应补水

四、7～24 月龄婴幼儿的膳食指南

针对我国 7～24 月龄婴幼儿营养和喂养的需求以及可能出现的问题，基于目前已有的证据，同时参考世界卫生组织的相关建议，提出 7～24 月龄婴幼儿的喂养指南[①]。核心推荐：继续母乳喂养，满 6 月龄起添加辅食；从富含铁的泥糊状食物开始，逐步添加达到食物多样；提倡顺应喂养，鼓励但不强迫进食；辅食不加调味品，尽量减少糖和盐的摄入；注重饮食卫生和进食安全；定期监测体格指标，追求健康生长。

在实践操作时，我们需要特别注意以下几点：

第一，婴儿满 6 月龄后仍需继续母乳喂养，每日首先保证 600～800 mL 的奶量，并逐渐引入各种食物。首先添加谷类食物（强化铁的

---

① 中国营养学会. 中国居民膳食指南（2016）[M]. 北京：人民卫生出版社，2016：210.

婴儿米粉），随后依次是蔬菜汁、果汁，动物性泥糊状食物（蛋黄、全蛋、鱼、禽、畜肉泥或松等）。辅食选择安全、优质、新鲜的食材，制作过程安全，不加调味品，尽量减少糖和盐的摄入。

第二，辅食添加的方法为从一种到多种，加辅食的量由少到多，逐渐从稀到稠，尝试多种多样的食物。新的辅食要在婴儿健康、消化功能正常时添加，患病时不要添加新品种。

第三，耐心喂养，鼓励但不强迫进食，协助婴幼儿自己进食，培养进餐兴趣。进餐时不看电视、玩玩具，每次进餐时间不超过 20 分钟。注意不要强行喂养，"多吃一口""再来一口""最后一口"的喂养方式都是削弱儿童对进食量的自我调节能力的行为。

第四，定期测量身长、体重、头围等体格生长指标，平稳生长是最佳的生长模式。建议设定每三个月监测一次，确保婴幼儿健康生长发育。

五、7～24 月龄婴幼儿的饮食搭配

7～24 月龄婴幼儿食物的摄入量可以参考中国营养学会编制的中国 7～24 月龄婴幼儿平衡膳食宝塔，宝塔分别对 7～12 月龄和 13～24 月龄婴幼儿摄入的食物作了推荐（图 5 - 4）。在实际操作时，还应注意以下几个方面：

第一，为婴幼儿选择高营养素密度、新鲜卫生的食物，现做现吃。

第二，在制作辅食过程中，应注意炊具餐具卫生。

第三，烹制方式多采用蒸煮的方式，可添加少量食用油，应少糖少盐（表 5 - 12）。

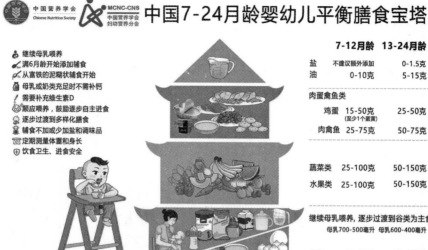

中国营养学会
Chinese Nutrition Society
MCNC-CNS
中国营养学会
妇幼营养分会
中国7-24月龄婴幼儿平衡膳食宝塔
继续母乳喂养
满6月龄开始添加辅食
从富铁的泥糊状辅食开始
母乳或奶类充足时不需补钙
需要补充维生素D
顺应喂养，鼓励逐步自主进食
逐步过渡到多样化膳食
辅食不加或少加盐和调味品
定期测量体重和身长
饮食卫生、进食安全
7-12月龄 13-24月龄
盐 不建议额外添加 0-1.5克
油 0-10克 5-15克
肉蛋禽鱼类
鸡蛋 15-50克 (至少1个蛋黄) 25-50克
肉禽鱼 25-75克 50-75克
蔬菜类 25-100克 50-150克
水果类 25-100克 50-150克
继续母乳喂养，逐步过渡到谷类为主食
母乳700-500毫升 母乳600-400毫升
谷类 20-75克 50-100克
不满6月龄添加辅食，须咨询专业人员做出决定

图 5－4 中国 7～24 月龄婴幼儿平衡膳食宝塔

表 5－12 7～24 月龄婴幼儿辅食添加建议

月龄	阶段	奶需求量	辅食质地	建议辅食	成长需求
添加初期～6 月	尝试阶段	750 mL	流质	米汤、米粉（稀）、菜汁、果汁	首选强化铁的米粉
7～9 月	学习咀嚼吞咽阶段	600 mL	泥糊状、半固体	米粉（糊状）、菜泥、果泥、蛋黄、碎菜末、鱼泥、肝泥、肉末、粥、软面、饼干	辅食逐渐变成独立的一餐，培养味觉系统
10～12 月	逐步建立三餐三点阶段	600 mL	半固体、固体	碎菜、米粉（糊状）、厚粥、面包、馒头、软面、碎肉、无刺鱼、炖全蛋、肝泥、动物血、碎肉、饼干	尝试多种食物，培养进食的兴趣
＞12 月	向成人饮食过渡阶段	500 mL	半固体、固体	软饭、面条、炖全蛋、豆制品、碎肉、鱼虾、馄饨、饺子、馒头、饼干、动物血、动物肝	自主进食，学会用勺子

六、7～24 月龄婴儿营养餐的制作

在以母乳和配方奶为主的前提下，首先添加的食物应是营养米粉，随后是蔬菜、水果、荤菜。添加顺序如表 5－13 所示。

表 5－13　辅食添加顺序及时间安排建议

时间 月龄	06:00	08:00	10:00	14:00	16:00	18:00	22:00
辅食添加初期～6 月	母乳/ 配方奶	菜汁/ 果汁	母乳/ 配方奶	母乳/ 配方奶	含铁米粉	母乳/ 配方奶	母乳/ 配方奶
7～9 月	母乳/ 配方奶	胡萝卜泥/ 香蕉泥	母乳/ 配方奶	粥/面	母乳/ 配方奶	蛋黄/ 鱼泥	母乳/ 配方奶
10～12 月	母乳/ 配方奶	炖全蛋	母乳/ 配方奶	馒头、碎菜、水果	母乳/ 配方奶	粥/面 饼干	母乳/ 配方奶

注：每次母乳/配方奶的添加量在 150 mL 左右

第四节　儿童青少年的膳食营养

引言：

　　最新的《中国居民营养与慢性病状况报告（2020 年）》显示，6～17 岁儿童青少年超重率和肥胖率分别为 11.1％和 7.9％，6 岁以下儿童超重率和肥胖率分别为 6.8％和 3.6％。也就是说，6～17 岁的孩子里，每 5 个里面就有 1 个体重超出正常标准的；0～6 岁的孩子里，每 10 个里面就有 1 个体重超出正常标准的。可见，儿童青少年肥胖已成为公共卫生问题，需引起各国的高度重视。

　　儿童营养不良问题是全社会关注的重点话题。联合国儿童基金会发表《2019 年世界儿童状况》报告，阐述了儿童、食物与营养问题。报告提到，虽然在 1990～2015 年间，贫穷国家儿童发育迟缓问题减少 40％，但目前在全球 7 亿儿童中，约 1.49 亿 4 岁及以下的儿童身高与年龄不符，另有 5 000 万名儿童因贫穷而出现慢性虚弱和消瘦问题。与此同时，全球有一半儿童未能摄入足够的维生素和矿物质，形成"隐形饥饿"问题。此外，在过去 30 年间，肥胖作为另一种营养不良的表现形式困扰着儿童群体。因此，营养不良其实是由能量、蛋白质及其他营养素摄入不足或过剩造成的组织、形体和功能改变及相应的临床表现。

　　多项研究表明，儿童时期的营养不良，可能造成不可弥补的危害，可以说是后患无穷。在儿童时期出现营养不良，可观察到的危害表现为体格较弱，智力发育迟缓，容易生病，甚至死亡率也相对较高；随着儿童的成长，在成年期或者老年期，也表现出较显著的学习成绩平庸，工作能力下降。有研究发现，儿童期营养不良可能会造成未来患心血管疾病、糖尿病、高血压等慢性病的风险增加。因此，儿童青少年时期是良好饮食行为培养的关键时期，良好饮食习惯影响一生健康。

　　本节将儿童青少年的膳食营养分为 2～5 岁学龄前儿童和 6～17 岁学龄儿童少年两个阶段。

一、学龄前儿童的生理特点及营养需求

（一）学龄前儿童的生理特点

　　2～5 岁儿童生长发育速率与婴幼儿相比略有下降，但仍处于较高水平。饮食逐渐过渡到以饭食为主，胃肠道需要一个适应的过程，但胃肠消化系统的疾病随之增加。此外，随着孩子接触的人增多，得呼吸系统疾病的概率也会加大。孩子会走会跳之后，发生意外伤害的风险相应增加，烫伤、跌伤、误食这种现象可能都会出现。这个阶段需要教养人加倍关注儿童。

（二）学龄前儿童的营养需求

　　2～5 岁儿童生长迅速、代谢旺盛、活泼好动，需要的热能和各种营养素均相对高于成人。经过 7～24 月龄期间膳食模式的过渡和转变，2～5 岁儿童摄入的食物种类和膳食结构已开始接近成人，是饮食行为和生活方式形成的关键时期。学龄前儿童的消化系统尚未完全成熟，特别是咀嚼能力仍较差，易发生消化不良，因此在食物的加工烹调时更应注意质地细软、食物多样，制作颜色鲜艳、香气浓郁、味道好、

造型可爱的食物，以增进儿童的食欲。同时，由于学龄前儿童胃容量小、活动量大，很容易饥饿，因此还要适当增加进餐次数。一般采取"三餐两点"的饮食模式，即在两餐之间安排一次加餐。

二、学龄前儿童的膳食指南

2～5岁是儿童生长发育的关键时期，基于2～5岁儿童生理和营养特点，在一般人群膳食指南基础上增加了关键推荐[①]，核心推荐：规律就餐、自主进食、不挑食，培养良好饮食习惯；每天饮奶，足量饮水，正确选择零食；食物应合理烹调，易于消化，少调料、少油炸；参与食物选择与制作，增进对食物的认知与喜爱；经常户外活动，保障健康生长（图5-5）。

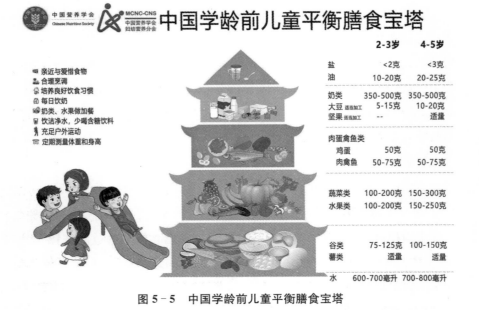

图5-5　中国学龄前儿童平衡膳食宝塔

---

① 中国营养学会. 中国居民膳食指南（2016）［M］. 北京：人民卫生出版社，2016：231.

在实践操作时，我们不仅需要特别注意尽量做到让幼儿定点、定时、定量进餐，还要尽量增加幼儿与食物的互动机会，让幼儿亲近自然、参与制作、融入家庭。具体可以通过以下途径增加幼儿与食物的互动：

（一）设置植物自然角

在幼儿园或在家庭，我们可以为幼儿提供一个植物自然角，让幼儿亲身体验种植食物的乐趣，同时也了解食物生长成熟的不易。教师或家长可以指导幼儿自己挖坑、播种、填土、浇水。从发芽到长大需要一个漫长的等待过程，我们可以引导幼儿利用观察记录表将食物的生长过程记录下来，在果实成熟时，幼儿可以分享种植的经验。在整个过程中，幼儿可以增加对农作物生长过程的了解，懂得收获要付出努力和等待，真正了解"粒粒皆辛苦"的内涵，珍惜劳动成果。

（二）去菜场或超市买菜

家长或幼儿园老师可以带幼儿去市场选购食材，引导幼儿辨识应季蔬果，在认识时令食材的同时，体会到食材与季节和生命的密切关系。家长或幼儿园老师可以鼓励幼儿尝试自主选购蔬菜，在幼儿选购的过程中，不仅从感官上认识食材，懂得食材从颜色及营养上如何搭配，而且提升与人交流的能力。

（三）参与厨房做饭

家长或幼儿园老师可以让幼儿参与进来，并给予幼儿充分的时间对食材进行探索，无论是摘菜还是做些其他事情，不同的食材会给予幼儿不同的感受，在锻炼幼儿身体协调能力的基础上，通过体验发现让幼儿探索与实验，满足幼儿的情绪情感需要。

（四）准备餐具、分配餐食

引导幼儿准备餐具、分配餐食，既能锻炼他们的动手能力，更是学龄前儿童自我服务和服务他人的意识的体现。同时，让幼儿根据自己的喜好搭配食物与餐具，准备不同颜色、质地、性状的餐具，这也是最生活化的艺术启蒙。尤其是在分餐制逐渐被人们所接受后，幼儿参与准备餐具、分配餐食，可以加强他们主动使用公筷公勺的意愿，做到分餐，从小培养科学文明的进餐方式。

（五）用餐

童年时期良好的就餐体验将会伴随终身。共同进餐是家庭成员情感的连接纽带，也是为幼儿提供学习的机会。用餐时，幼儿通过观察大人就餐行为与感情交流方式，习得进餐时细嚼慢咽、嘴里有食物不要说话等礼仪，体现对他人和自我的尊重。传承杜绝浪费、尊重劳动、珍惜食物等传统美德，享受和家人一起愉快用餐的时光，有助于培养幼儿的用餐礼仪，提升幼儿的进餐体验。

（六）回收利用垃圾

家人在处理垃圾时，尝试引导幼儿思考光盘行动的意义，了解剩余食材回归大自然的方式。帮助父母做简单的家务，有助于幼儿理解家务与生活密不可分的关系，培养自己的责任心和对父母劳动的尊重，同时认识到人与自然和谐共处的重要性。

三、学龄前儿童营养餐的制作

（一）确定一日的食物摄入量

根据《学龄前儿童膳食指南（2016）》中的膳食摄入量，学龄前儿童一日的食物摄入量如表5-14所示。

表 5-14　学龄前儿童一日食物摄入量推荐（g）

食物摄入量推荐（g）

指标	谷类	薯类	蔬菜类	水果类	畜禽肉类	水产类	蛋类	奶及奶制品	大豆及其制品	坚果	食用油	盐
建议数量（2~3岁）	85~100，薯类适量		200~250	100~150	50~70			500	5~15	—	15~20	<2
建议数量（4~5岁）	100~150，薯类适量		250~300	150	70~105			350~500	15	适量	20~25	<3

（二）学龄前儿童食谱编制的食物选择要点和原则

学龄前儿童正处在生长发育期，活动能力和活动量均增大，热能消耗增多，建议选择营养素密度高、吸收利用好的食物来达到供给的作用（表 5-15）。

表 5-15　学龄前儿童食物选择注意事项

主食	增加粗杂粮摄入，适量选择薯类
蔬菜	足量新鲜蔬菜，绿叶蔬菜和红黄色等有色蔬菜占 1/2 以上，适当增加菌藻类
水果	每天 2~3 种，优选时令水果
奶类	保证奶类足量摄入
蛋类、肉类和鱼虾	保证 DHA 摄入，建议每周摄入 2~3 次深海鱼
豆浆、豆腐	推荐食用，少吃或不吃腐乳、臭豆腐等腌制类豆制品
坚果	加餐优选原味坚果，特别注意安全食用
食用油	增加单不饱和脂肪酸的比例
调味品（盐）	清淡饮食，尽量少盐少糖少油
甜食	少吃或不吃甜点、零食、饮料及各种加糖食品
酒精、浓茶和咖啡	禁止摄入

（三）营养餐示范

食谱制定应根据学龄前儿童的饮食习惯，配餐要注意粗细粮搭配、主副食搭配、荤素搭配、干稀搭配、咸甜搭配等，选择富含优质蛋白质、多种维生素、粗纤维、无机盐的食物，多吃时令蔬菜、水果，经常变换食物种类，烹调方法尽量多样化、艺术化。

根据学龄前儿童食物摄入量的建议值，4 岁男孩一天食谱举例如表5－16 所示。

表 5－16　　4 岁男孩一日营养食谱 （1 300 kcal）

餐次	菜肴名称	食材及数量
早餐	杂粮麻酱卷	小麦粉 20 g，南瓜 20 g，芝麻酱 8 g
	牛奶燕麦	牛奶 150 mL，燕麦 5 g
	秋葵蒸蛋	鸡蛋 50 g，秋葵 10 g
早点	银耳炖雪梨	干银耳 5 g，梨 100 g，枸杞 3 个，红枣 6 g
	无糖酸奶	酸奶一小杯 100 mL
午餐	杂粮饭	粳米 30 g，血糯米 10 g，甜玉米粒 10 g
	芦笋口蘑三文鱼	三文鱼 30 g，芦笋 50 g，口蘑 10 g
	上汤娃娃菜	娃娃菜 60 g，皮蛋 10 g，红彩椒 15 g，豆腐丝 25 g
午点	素鸡	素鸡 15 g
	芝麻栗子粥	芝麻 3 g，栗子 15 g，粳米 5 g
晚餐	杂粮饭	粳米 30 g，红薯 20 g，燕麦米 10 g
	彩椒杏鲍菇炒鸡丁	鸡腿肉 35 g，彩椒 15 g，杏鲍菇 30 g
	蒜香鸭血汤	鸭血 15 g，大蒜叶 5 g
饮品	不含糖和脂肪的饮品	白开水、淡柠檬水、淡乌龙茶均可
全天用油控制在 20～30 g，用盐不超过 5 g		

四、学龄儿童的生理特点及营养需求

（一）学龄儿童的生理特点

6岁儿童进入学校教育阶段，生长发育迅速，两性特征逐步显现，学习和运动量大，对能量和营养素的需要相对高于成年人。学龄儿童生理、心理发展逐步成熟，膳食模式已经成人化，充足的营养是学龄儿童智力和体格正常发育乃至一生健康的物质保障。学龄儿童体格仍维持稳步地增长，除生殖系统外的其他器官、系统，包括脑的形态发育已逐渐接近成人水平，独立活动能力逐步加强。青少年体格生长发育速度加快，尤其是在青春期，身高、体重突发性增长是其重要特征，被称为第二个生长高峰。除体格发育外，此期生殖系统迅速发育，第二性征逐渐明显，内脏功能日益发育成熟，大脑的机能和心理的发育也进入高峰，身体各系统逐渐发育成熟。

（二）学龄儿童的营养需求

学龄儿童一日三餐应提供谷薯类、蔬菜水果类、鱼禽肉蛋类、奶类及大豆类等食物中的三类及以上，尤其是早餐。经过一夜的消耗，学龄儿童的身体亟需补充能量，吃早餐有助于恢复体力。有研究显示，充足且营养均衡的早餐在改善学龄儿童的认知能力和短期记忆、提高学习效率方面有着积极作用。因此，我们建议学龄儿童早餐、午餐、晚餐提供的能量和营养素应分别占全天总量的25%～30%、35%～40%、30%～35%[①]。为预防学龄儿童缺乏营养素，学龄儿童的餐食应富含优质蛋白质、矿物质和维生素等（表5-17、5-18、5-19、5-20）。

---

① 国家卫生和计划生育委员会. WS/T 554-2017 学生餐营养指南［S］.（2017-08-01）［2019-09-30］. http：//www.nhc.gov.cn/wjw/yingyang/201708/e8a131882d2c4a8c95f10a8b7b5fe662.shtml.

表 5-17　常见优质蛋白质含量较高的食物及其蛋白质含量（单位：g/100 g 可食部）

食物名称	含量	食物名称	含量	食物名称	含量
瘦猪肉	20.3	牛肉	19.9	鸡胸脯肉	19.4
羊肉	19.0	草鱼	16.6	鲤鱼	17.6
海虾	16.8	鸡蛋	13.3	牛奶	3.0
黄豆	35.0	豆腐（北）	12.2	豆腐（南）	6.2

表 5-18　常见铁含量较高的食物及其铁含量（单位：mg/100 g 可食部）

食物名称	含量	食物名称	含量	食物名称	含量
猪肝	22.6	鸡肝	12.0	羊肝	7.5
牛肝	6.6	瘦猪肉	3.0	鸭血（白鸭）	30.5
虾米（海米）	11.0	黑木耳（干）	97.4	黄豆	8.2

表 5-19　常见钙含量较高的食物及其钙含量（单位：mg/100 g 可食部）

食物名称	含量	食物名称	含量	食物名称	含量
牛奶	104	奶酪（干酪）	799	酸奶	118
豆腐（北）	138	豆腐（南）	116	黄豆	191
豆腐丝	204	花生仁（炒）	284	虾皮	991
黑木耳（干）	247	紫菜（干）	264	海带（干）	348

表 5-20　常见维生素 A 含量较高的食物及其维生素 A 含量（单位：μgRAE/100 g 可食部）

食物名称	含量	食物名称	含量	食物名称	含量
猪肝	4 972	羊肝	20 972	鸡蛋	234
胡萝卜	688	西蓝花	1 202	菠菜	487
柑橘	148	杏	75	西瓜	75

五、学龄儿童的膳食指南

学龄儿童期是学习营养健康知识，养成健康行为，提高营养健康素养的关键时期。学龄儿童应了解和认识食物在维护健康、预防疾病中的作用，学会选择食物、烹调和合理饮食的生活技能，传承我国优秀饮食文化和礼仪，提高营养健康素养。家庭、学校和社会应共同开展饮食教育。中国营养学会在对我国学龄儿童的膳食营养及与健康关系的现状进行分析、循证后，制定的关键推荐包括：认识食物，学习烹饪，提高营养科学素养；三餐合理，规律进餐，培养健康饮食行为；合理选择零食，足量喝水，不喝含糖饮料；不偏食节食，不暴饮暴食，保持适宜体重增长；保证每天至少活动 60 分钟，增加户外活动时间。

在实践操作时，我们需要特别注意以下几点：

第一，预防学龄儿童肥胖的最实际有效的方法是提高学龄儿童的营养健康知识，调整饮食结构，多吃蔬菜水果，少食用油炸食品和含糖饮料等。同时，每天进行 1 小时以上的户外运动。

第二，睡眠不足、运动减少都是催生"胖儿"的影响因素。因此，保证充足的睡眠时间，每天至少活动 1 小时，尽可能减少久坐少动和视屏时间，开展多样化的身体活动对于促进学龄儿童的生长发育大有裨益。此外，充足、规律和多样的身体活动不仅可以强健骨骼和肌肉，提高心肺功能，降低慢性病的发病风险，还可以有效减缓近视的发生和发展。当然，期间要主动关注学龄儿童的生长发育情况，避免出现营养不良。

第三，合理选择零食，充足饮水，首选白开水，不喝或少喝含糖饮料，禁止饮酒。足量饮水可以促进学龄儿童健康成长，提高学习能力，而经常大量饮用含糖饮料会增加发生龋齿和超重肥胖的风险。超重肥胖不仅影响学龄儿童的健康，还会增加其患慢性病的危险。

六、中国儿童平衡膳食算盘

中国儿童平衡膳食算盘是平衡膳食的可视化模板，算盘主要针对儿童。其食物份量适用于中等活动水平下8～11岁儿童。

算盘用算珠个数示意膳食中食物份量（图5-6）。算盘分6层，从上往下依次为油盐类、大豆坚果奶类、畜禽肉蛋水产品类、水果类、蔬菜类、谷薯类。谷薯类每天应该摄入5～6份，蔬菜类每天4～5份，水果类每天3～4份，动物性食物每天2～3份，大豆坚果奶制品每天2～3份，油盐每天适量。儿童挎水壶跑步，表达了鼓励喝白开水、不忘天天运动、积极锻炼身体的生活和学习态度。

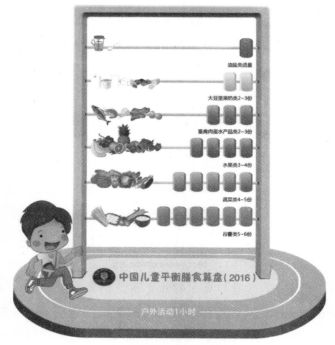

图5-6 中国儿童平衡膳食算盘

七、学龄儿童营养餐的制作

（一）确定一日的食物摄入量

根据《学龄儿童膳食指南（2016）》中的膳食摄入量，学龄儿童一日的食物摄入量如表 5－21 所示。

表 5－21　学龄儿童一日食物种类及数量（g）

食物种类		6～8 岁	9～11 岁	12～14 岁	15～17 岁
谷薯类	谷薯类	250～300	300～350	350～400	350～400
蔬菜水果类	蔬菜类	300～350	350～400	400～450	450～500
	水果类	150～200	200～250	250～300	300～350
鱼禽肉蛋类	畜禽肉类	30～40	40～50	50～60	60～70
	鱼虾类	30～40	40～50	50～60	50～60
	蛋类	50	50	75	75
奶、大豆类及坚果	奶及奶制品	200	200	250	250
	大豆及其制品	30	35	40	50
油		25	25	30	30
盐		5	5	5	6

（二）学龄儿童食谱编制的食物选择要点和原则

各类食物的摄入可参照以下建议：主食可用杂粮或薯类部分替代米或面，避免长期摄入一种主食。每天摄入至少三种以上新鲜蔬菜，一半以上为深绿色、红色、橙色、紫色等深色蔬菜，适量摄入菌藻类。有条件的地区每天摄入至少一种新鲜水果。禽肉与畜肉互换，鱼与虾、蟹等互换，各种蛋类互换。优先选择水产类或禽类；畜肉以瘦肉为主，少提供肥肉。每周摄入 1 次动物肝脏，每人每次 20～25 g。蛋类可分一

日三餐摄入，也可集中于某一餐摄入。平均每人每天摄入 200～300 g
（一袋/盒）牛奶或相当量的奶制品。奶及奶制品可分一日三餐摄入，
也可集中于某一餐摄入。每天摄入各种大豆或大豆制品，如黄豆、豆
腐、豆腐干、腐竹、豆腐脑等（表 5 - 22）。

表 5 - 22   学龄儿童食物选择注意事项

主食	用杂粮或薯类部分替代米或面，避免长期摄入一种主食
蔬菜	每天摄入至少三种以上新鲜蔬菜，绿叶蔬菜和红黄色等有色蔬菜占 1/2 以上，适当增加菌藻类
水果	优选时令水果
奶类	保证奶类足量摄入
蛋类、肉类和鱼虾	优先选择水产类或禽类；畜肉以瘦肉为主，每周摄入 1 次动物肝脏
豆浆、豆腐	每天摄入各种大豆或大豆制品
坚果	加餐优选原味坚果，特别注意安全食用
食用油	增加单不饱和脂肪酸的比例
调味品（盐）	清淡饮食，尽量少盐少糖少油
甜食	少吃或不吃甜点、零食、饮料及各种加糖食品
酒精	禁止摄入

一日三餐应摄入谷薯类、蔬菜水果类、鱼禽肉蛋类、奶类及大豆类等食物中的三
类及以上，尤其是早餐

（三）营养餐示范

由于学龄儿童年龄跨度较大，需要的营养素差异也较大，现特根
据学龄儿童食物摄入量的建议值，给出小学、初中、高中三个阶段的
一日食谱参考（表 5 - 23、5 - 24、5 - 25）。

表 5 - 23   小学生（9 岁）男生一日食谱举例（2 100 kcal）

餐次	菜肴名称	食材及数量
早餐	紫薯饼	紫薯 25 g，面粉 10 g
	牛奶燕麦	牛奶 300 mL，燕麦 5 g
	五香素鸡	素鸡 40 g，香菜 5 g

续 表

餐次	菜肴名称	食材及数量
午餐	杂粮饭	粳米 50 g，血糯米 10 g，甜玉米粒 10 g
	芦笋口蘑炒肉片	猪肉 50 g，芦笋 50 g，口蘑 10 g
	上汤娃娃菜	娃娃菜 120 g，皮蛋 10 g，红彩椒 15 g，豆腐丝 25 g
午点	苹果	苹果 200 g
	鸡肉糜菜粥	鸡肉 5 g，鸡毛菜 10 g，粳米 15 g
晚餐	时蔬意大利面	意大利面 80 g，彩椒 30 g，西蓝花 25 g
	煎三文鱼	三文鱼 40 g，甘蓝 25 g，土豆泥 20 g
	藜麦牛油果沙拉	藜麦 10 g，生菜 30 g，圣女果 25 g
	奶油蘑菇汤	蘑菇 20 g，奶油 5 g，洋葱碎 5 g
饮品	不含糖和脂肪的饮品	白开水、淡柠檬水均可

全天用油控制在 25～30 g，用盐不超过 5 g

表 5-24 初中生（14 岁）男生一日营养食谱（2 450 kcal）

餐次	菜肴名称	食材及数量
早餐	牛肉云吞	小麦粉 30 g，全麦粉 15 g，牛肉 20 g，芹菜 30 g，圆葱 10 g
	炒生菜	生菜 100 g
	炒鸡蛋	鸡蛋 50 g，小葱 10 g
午餐	二米饭	粳米 75 g，玉米糁 10 g
	炒鳝丝	鳝丝 50 g，绿豆芽 50 g
	鸡茸粟米羹	鸡肉糜 5 g，粟米 10 g，生粉 5 g
午点	素鸡	素鸡 15 g
	水果	哈密瓜 200 g

餐次	菜肴名称	食材及数量
晚餐	南瓜米饭	粳米 90 g，南瓜 50 g，燕麦米 10 g
	清炖鹌鹑	鹌鹑 75 g，木耳 3 g，白玉菇 15 g
	青椒炒猪肝	青椒 50 g，猪肝 35 g，山药 50 g
	杭白菜炒豆腐皮	杭白菜 100 g，豆腐皮 10 g
饮品	不含糖和脂肪的饮品	白开水、淡柠檬水均可
全天用油控制在 25～30 g，用盐不超过 5 g		

表 5－25　高中生（16 岁）女生一日营养食谱（2 350 kcal）

餐次	菜肴名称	食材及数量
早餐	肉包	小麦面粉 90 g，茴香 30 g，猪肉（瘦）20 g
	牛奶燕麦	牛奶 300 mL，燕麦 5 g
	木耳炒鸡蛋	鸡蛋 50 g，木耳 3 g
	丝瓜炒青豆	丝瓜 80 g，青豆 10 g
午餐	蛋炒饭	粳米 125 g，鸡蛋 25 g
	糟溜鱼片	鲈鱼片 75 g，黑木耳 2 g，青豆 5 g
	胡萝卜卷心菜	卷心菜 100 g，胡萝卜 20 g
	鱼香茄子	茄子 80 g，猪肉糜 35 g，白糖 5 g
午点	水果	苹果 200 g
	酸奶	酸奶 100 mL
晚餐	杂粮饭	粳米 80 g，红薯 20 g，燕麦米 10 g
	冬瓜炖猪排	冬瓜 50 g，猪排 30 g
	宫保鸡丁	鸡脯肉 20 g，黄瓜 25 g，胡萝卜 25 g，花生米 5 g
	清炒菠菜	菠菜 100 g
饮品	不含糖和脂肪的饮品	白开水、淡柠檬水均可
全天用油控制在 25～30 g，用盐不超过 6 g		

第五节　老年人的膳食营养

引言：

《中国老年人群营养与健康报告》中提出，我国老年人群营养风险整体较高，48.4％的老年人营养状况不佳，超重率和肥胖率分别达到31.8％和11.4％。众所周知，超重或肥胖会增加老年人患糖尿病、血脂异常等慢性病的风险。

当下，随着老年人对健康饮食越来越重视，不少老年人为了预防糖尿病、癌症等慢性病，对荤菜敬而远之，认为饮食越清淡越好，实行少盐少糖少油"三少"政策，长期过分清淡饮食，导致出现了营养不良和少肌症等症状。那么问题来了，怎样的饮食才算健康？

国家卫生健康委员会老龄健康司司长在新闻发布会上表示，2018年中国人均预期寿命为 77.0 岁，但人均健康预期寿命仅为 68.7 岁，中国老年人健康状况不容乐观。截至 2018 年底，中国 60 岁及以上老年人口数量达到 2.5 亿。其中患有一种及以上慢性病的老年人比例高达 75％，失能和部分失能老年人更是超过 4 000 万。在老年人面临的诸多健康挑战中，营养作为老年人健康生存的物质基础，与常见慢性病的发生关系密切。

一、老年人的生理代谢特点及营养需求

（一）老年人生理代谢特点

老年人的营养需求与生理特点有关，合理的营养是老年人身体健康和预防疾病的保障。老年人由于生理功能的改变，消化器官结构及功能逐渐衰退，对营养素的消化与吸收能力降低，因此选择食物的时候要充分考虑老年人的生理特点。下面我们就来了解一下老年人生理代谢特点，以便更好地改善或解决老年人出现的问题（表5-26）。

表5-26　老年人身体组成和消化系统的变化

变化部位	具体症状
身体组成	基础代谢降低11%～25%，体脂增加，骨骼肌减少，骨密度降低，软骨变硬，失去弹性
口腔	口腔黏膜萎缩，牙龈萎缩，牙齿松动脱落，舌黏膜变薄，舌乳头萎缩，味蕾减少，舌肌萎缩，运动能力下降，咀嚼及吞咽受限
食管	食管蠕动能力减退，部分老年人出现第三蠕动波，这些均不利于食物入胃
肝、胆、肾脏	肝脏重量、功能性肝细胞、血流量均减轻，胆囊与胆管增厚，肾血流量减少，肾小管的分泌功能、肌酐清除率和水钠调节能力下降
胃肠	胃肠黏膜萎缩，小肠黏膜表面积减少，血管变性以致血液供应减少，胃肠肌松弛无力，胃肠蠕动能力减退，胃排空延迟
体液	唾液、胃液、胰液、小肠液在质与量上均发生变化
酶	唾液淀粉酶、胰脂酶、胰淀粉酶、胰蛋白酶、胃蛋白酶等消化酶活性下降

（二）老年人的营养素需求

老年人由于生理功能的改变及牙齿的逐渐脱落，对食物的咀嚼和消化能力也随之下降，因此要根据老年人的生理特点选择食物，以满足营养需求（表 5–27）。

表 5–27　老年人的营养需求及操作建议

营养素	营养需求特点	操作建议
能量	能量供应既要保证人体基本能量代谢的需要，又要预防能量供给过剩。能量消耗呈逐渐减少的趋势。一般超过 60 岁者，每增加 10 岁，总热量应减少 10%	能量摄入主要以能够维持健康体重相对稳定为准
蛋白质	对蛋白质的需求不降反增，每公斤体重需要 1～1.3 g 蛋白质，其中优质蛋白质比例最好能达到 50%	一日三餐中均衡分配摄入畜肉、禽肉、鱼类、蛋、奶、豆类等富含优质蛋白质的食物
碳水化合物	对碳水化合物的代谢率下降，自身胰岛素对血糖变化表现不敏感；单糖提供能量的比例不应超过每日总能量的 10%；提供足量的膳食纤维	每日饮食采取少食多餐的方式，以延缓血糖的升高；饮食要求粗细搭配，如适当摄取粗粮（全谷类）和薯类食物
脂肪	脂肪供给要求比青年人严格，推荐饱和脂肪酸供能不应超过总能量的 10%；应用富含单不饱和脂肪酸的植物油；Ω–3 系列脂肪酸对老年人的血脂有益	饱和脂肪酸、单不饱和脂肪酸、多不饱和脂肪酸的总摄入比例应接近；Ω–3 系列脂肪酸可以从富含脂肪的鱼类和亚麻籽油、紫苏油、坚果、麦胚等食物中获取
矿物质	矿物质的摄入量与成人基本一致，钙的推荐数量高于成年人，同时应注意预防缺铁性贫血的发生	适量摄入奶和奶制品、绿色蔬菜，保证钙充足；不建议纯素食，适量增加肉类的摄入，保证铁充足

营养素	营养需求特点	操作建议
维生素	维生素数量与成年人基本一致，维生素 D 的推荐数量高于成年人；长期食用加工过于精细的食物会导致 B 族维生素缺乏	多晒太阳，适当进食鱼肝油、肝脏、肾脏、全脂奶、蛋黄、多脂鱼等食物，或通过维生素 D 制剂进行补充；增加粗杂粮和蔬菜的摄入，保证 B 族维生素的需要量
水	每日应主动饮水 1 500～1 700 mL	主动少量多次饮水，每次 50～100 mL，首选温热的白开水

二、老年人膳食指南及应用

中国营养学会组织专家根据老年人的生理特点、健康状况、营养需求，修订了《中国老年人膳食指南（2016）》，在普通人群膳食指南的基础上，增加了适应老年人特点的膳食指导内容，旨在帮助老年人更好地适应身体机能的改变，努力做到合理营养、均衡膳食，减少和延缓营养相关疾病的发生和发展，延长健康生命时间，促进成功老龄化。

老年人膳食关键推荐包括：少量多餐细软，预防营养缺乏；主动足量饮水，积极户外活动；延缓肌肉衰减，维持适宜体重；摄入充足食物，鼓励陪伴进餐。

在实践操作时，我们需要特别注意以下几点：

（一）注重搭配，兼顾口感

食谱的搭配不仅要注重食物营养素的科学配比，还需要考虑老年人进食的习惯、菜肴口感等方面，因此食谱应做到荤素搭配、粗细搭配、干湿搭配、咸甜搭配及深浅蔬菜搭配。每天摄入的食材至少要求12 种，早餐宜有 1～2 种以上主食、1 个鸡蛋、1 杯奶，另有蔬菜或水果。中餐和晚餐宜有 2 种以上主食，1～2 个荤菜、1～2 种蔬菜、1 种豆制品（表 5‑28）。

表 5‑28　65 岁以上老年人每日食物推荐摄入量（g）

食物类别	推荐摄入量	食物类别	推荐摄入量
谷类	200～250	坚果	10
全谷杂豆	50～150	畜禽肉	40～50
薯类	50～75	蛋类	40～50
蔬菜	300～450	水产品	40～50
水果	200～300	油	25～30
乳类	300	盐	<6
大豆	15		

（二）注重加工，讲究烹饪方法

菜肴制作时，要注意色、香、味、形、质的搭配，考虑各类食谱的烹调效果，尽可能多地保存食物中的营养素，同时要注重口味的调整，同类食品运用不同的烹调方法，如清蒸、红烧、糖醋、茄汁等。因老年人咀嚼能力以及对食物的消化吸收不好，所以，老年人的饭菜质地以软烂为好，可采用蒸、煮、炖、烩等烹调方法，选择的食物尽量避免纤维较粗、不宜咀嚼的食品，如肉类可多选择纤维短、肉质细嫩的鱼肉，牛奶、鸡蛋、豆制品都是最佳选择食物。有咀嚼吞咽障碍的老年人可选择软食、半流质或糊状食物，液体食物应适当增稠（表 5‑29）。

表 5－29　咀嚼吞咽障碍老年人的食物加工制作方法和建议

膳食分类	适合人群	描述	适宜食物	不宜食物
软食	轻度咀嚼障碍的老人	食物细软、不散、不黏；食物颗粒≤1.5 cm×1.5 cm；容易咀嚼，或用牙龈咀嚼	蒸煮烤软烂的米面食物及制品；易煮烂的叶菜、薯芋类、茄果类食物；质地松软的新鲜水果；去刺和骨的鱼、虾、畜禽肉类；碎软的坚果和豆类及制品；各类乳制品	煎、炸、烤的食物；坚硬、圆形及黏性大、易引起吞咽窒息危险的食物；富含粗纤维的蔬菜；带骨带刺的动物性食物；未经碎软的豆类和坚果
半流质	中度咀嚼障碍或轻度吞咽困难的老人	食物湿润有形状，即使没有牙齿也可用舌头压碎，且容易形成食团，在咽部不会分散开，容易吞咽	蒸煮烤松软的半固体米面食品及制品；易煮软的叶菜、薯芋类、茄果类食物；柔软切碎、食物颗粒≤0.6 cm×0.6 cm的水果；去刺去骨切碎的鱼虾肉蛋类；各类乳制品	同软食
糊状饮食	明显吞咽障碍的老年人	食物粉碎成泥状，无须咀嚼，易吞咽；通过咽和食管时易变形且很少在口腔内残留	各类食物蒸煮后，经机械粉碎加工成泥状；质地细腻均匀，稠度适中；不易松散，不分层、不黏牙、能在勺子上保持形状	有颗粒的米面食物和制品；未经粉碎的鱼虾肉蛋类、蔬菜、水果、豆类及制品；含有果粒的酸奶

（三）实行少量多餐，提升就餐体验

老年人消化机能减弱，每天可少食多餐，进餐次数宜采用三餐两点制。每餐食物占全天总能量：早餐 20％～25％，上午加餐 5％～10％，午餐 30％～35％，下午加餐 5％～10％，晚餐 25％～30％。

对于老年人食品的制作，人们要更加精心，注意色、香、味、形的调配。选择颜色鲜艳、风味多样的当季食物作原料，就餐时把不同尺寸、形状和纹理的食物配合做成一顿大餐，可能会增加老年人饮食的乐趣并减少感官疲劳。此外，优雅、安静、整洁的就餐环境，集体或结伴就餐的形式，均可提升老年人的就餐兴趣。

（四）预防营养缺乏，保持健康体重

随着年龄的增长，老年人对蛋白质、钙、铁的吸收和利用率降低，容易出现少肌症、骨质疏松、贫血等症状，因此老年人的膳食应保证优质蛋白质的供应。老年女性因绝经而导致体内雌激素水平急剧下降，体内维生素 D 合成减少，易导致维生素 D 缺乏，影响钙磷代谢，骨量丢失更为明显。因此，老年女性应合理选择牛奶、绿色蔬菜、黑木耳、芝麻等天然含钙量高的食物进行搭配。老年人对于铁的吸收率降低，容易发生缺铁性贫血。蛋白质、铁、维生素 B_{12}、叶酸等营养素是造血的原料，因此老年人的膳食中要适当增加红肉、动物肝脏、血的摄入，同时保证每日水果和深色蔬菜的摄入，以促进铁的吸收。

老年人的膳食能量摄入量以维持健康体重为依据，根据体质指数（BMI）进行相应调整。老年人的 BMI 最好不低于 $20.0\,kg/m^2$，最高不超过 $26.9\,kg/m^2$。老年人应时常监测体重变化，使体重保持在一个适宜的稳定水平。体重过轻，容易导致免疫力和抵抗力下降；体重过重，则容易增加营养性疾病的风险。如果老年人没有主动采取减重措施，与自身一段时间内的正常体重相比，体重在 30 天内降低 5％以上，或 6 个月内降低 10％以上，则应该引起高度注意，应到医院进行必要的检查。

三、老年人的营养餐制作

（一）确定一日的食物摄入量

根据《中国老年人膳食指南（2016）》中的膳食摄入量，老年人

一日的食物摄入量如表 5 - 30 所示。

表 5 - 30　老年人一日食物摄入量推荐（g）

食物摄入量推荐（g）

指标	谷类	薯类	蔬菜类	水果类	畜禽肉类	水产类	蛋类	奶及奶制品	大豆及其制品	坚果	食用油	盐
建议数量	总量 200～250，全谷 50～150，薯类 50～70		300～450	200～300	40～50	40～50	40～50	300	15	10	25～30	<6

（二）老年人食谱编制的食物选择要点和原则（表 5 - 31）

表 5 - 31　老年人食物选择注意事项

主食	粗细搭配，建议每餐均适量摄入一些粗粮
蔬菜	足量新鲜蔬菜，绿叶蔬菜和红黄色等有色蔬菜占 2/3 以上
水果	每天 200～300 g
奶类	保证奶类摄入
蛋类、肉类和鱼虾	常吃富含优质蛋白质的动物性食物
豆浆、豆腐	推荐食用，少吃或不吃腐乳、臭豆腐等腌制类豆制品
坚果	加餐优选原味坚果，推荐适量食用
食用油	增加单不饱和脂肪酸的比例
调味品（盐）	清淡饮食
水	主动足量饮水，少量多次
甜食	少吃或不吃甜点、零食、饮料及各种加糖食品

（三）营养餐示范

编制一日食谱时，应紧密结合就餐者的膳食习惯，并考虑本地区的食物资源。选择食物品种时，应注意来源和品种的多样性，做到有荤有素、有粗有细、有干有湿、有主有副，合理选择食物原料和烹饪方法。同时要注意能量供给与机体需要相适应，保证优质蛋白质、矿物质、维生素的供给。烹制的食物应适合老人咀嚼、吞咽和消化，食物应细软，切碎煮烂，不宜提供过硬、大块、过脆、骨或刺多的食物（表5-32）。

表5-32　轻度体力劳动的男性（70岁）一日营养食谱（2 000 kcal）

餐次	菜肴名称	食材及数量
早餐	杂粮粥	稻米30 g，玉米糁15 g，红豆10 g
	鸡蛋	鸡蛋50 g
	牛奶	牛奶300 mL
	菠菜拌木耳	菠菜80 g，木耳20 g
早点	苹果	苹果200 g
	二米饭	稻米70 g，小米50 g
午餐	炖牛肉	牛肉50 g，土豆50 g，甜椒30 g
	香菇青菜	青菜100 g，香菇50 g
	玉米鸡茸羹	鸡胸肉10 g，玉米粒10 g，豆腐5 g，鸡蛋10 g
午点	水果和坚果	草莓100 g，开心果10 g
	杂粮饭	稻米50 g，小米25 g，黑米15 g
晚餐	木瓜龙利鱼	龙利鱼80 g，木瓜30 g
	清炒蓬蒿菜	蓬蒿菜100 g
	豆芽炒干丝	黄豆芽70 g，干丝10 g，蒜苗5 g
饮品	不含糖和脂肪的饮品	白开水、淡柠檬水、淡乌龙茶均可
全天用油控制在20～30 g，用盐不超过6 g		

第六节　素食人群膳食指南

素食是饮食文化的一种，中西方素食发展历程各不相同，起初可能是由于宗教信仰的需求，随着素食主义的不断发展，伦理、健康、环保等因素也成为影响素食发展的重要因素。研究表明，素食主义能够改善肠道菌群，降低肥胖、糖尿病、肠癌、骨质疏松等代谢性疾病的发病风险，对延缓病程进展大有助益。素食已经渐渐成为一种备受推崇的饮食方式。有调查显示，近 10 年来全球素食人口增加了 10％左右。在 2017 年，中国的素食者就已有 5 000 万人。

一、素食及素食的类型

国际素食者联合会将素食主义定义为一种"不食肉、家禽、鱼和它们的副产品，食用或不食用奶制品和蛋"的习惯。践行这种饮食习惯的人群被称为素食主义者。随着社会的不断进步，人们对素食的理解更加自由，在不同社会背景下的人对素食的认知也各不相同。按照所戒食物种类不同，可分为全素素食、蛋素食、奶素食、蛋奶素食等。

全素食：是指不食用任何动物性食物，包括动物生产或分泌的蛋奶制品，甚至蜂蜜都排斥在外，只靠植物性食物维持生命。

蛋奶素食：是指不食用动物肉类，但会食用部分源于动物的食物，如蛋奶类。

奶素食：是指不食用动物肉类，但会食用奶类及其相关产品，比如奶酪、酸奶或奶油等。

蛋素食：是指不食用动物肉类，但会食用蛋类及其相关产品。

半素食：是指基于信仰、伦理等原因，不食用某些肉类，如猪、牛、羊等哺乳动物，仅食用部分禽类和海鲜。

基于信仰而选择作为素食主义者，我们应该给予尊重；对自由选择者，不主张婴幼儿、儿童、孕妇选择全素膳食。婴幼儿和儿童处于生长发育期，需要充足的营养素保障其生长发育。基于信仰已选择了全素膳食的儿童、孕妇需定期进行营养状况监测，以尽早发现其潜在的营养问题从而及时调整饮食结构。

二、素食人群的营养特点

完全素食主义膳食主要包括粮谷物、豆类和蔬菜水果，脂肪含量低且以不饱和脂肪酸的形式存在，胆固醇含量极低。完全素食主义膳食模式降低了以动物性食物为主引起的肥胖等代谢性疾病风险，研究显示[1]，素食人群超重或肥胖检出率、中心性肥胖检出率均低于非素食人群，尤其是中心性肥胖率降低更为显著。素食人群的血脂、血糖、血尿酸等大部分指标也低于非素食人群。素食饮食对控制肥胖及相关代谢指标有着积极的作用。但很多纯素食主义者可能会在毫无察觉的情况下，缺少身体必需的基本营养成分，如蛋白质、n-3多不饱和脂肪酸、铁、锌、维生素 B_{12} 等，尤其女性素食者更加容易出现铁缺乏。人体缺乏蛋白质时表现为贫血、头发干燥稀疏、免疫力低下等；缺乏维生素 B_{12} 会出现疲劳、肌肉功能差等症状，导致出现舌炎、红细胞减少、心功能降低和生育力下降等问题，如不及时纠正易造成不可逆损伤；n-3多不饱和脂肪酸缺乏则表现为生长发育迟缓、血小板减少、

---

① 瞿蕾，崔雪莹，等．上海市270名素食者肥胖及相关代谢状况的调查［J］．上海交通大学学报（医学版），2020，40（4）：519—524.

皮肤损伤与脱发、抑郁等。因此，素食人群需要认真对待和设计膳食，力求搭配合理、营养全面。

三、素食人群膳食指南

素食人群膳食除动物性食物外，其他食物的种类与一般人群膳食类似，因此除了动物性食物，一般人群膳食指南的建议均适用于素食人群。素食人群膳食核心推荐包括：谷类为主，食物多样，适量增加全谷物；增加大豆及其制品的摄入，每天 50～80 g，选用发酵豆制品；常吃坚果、海藻和菌菇；蔬菜、水果应充足；合理选择烹调油。

在实践操作时，我们需要特别注意以下几点：

（一）合理选择主食

谷物是膳食能量和 B 族维生素的主要来源。主食餐餐不能少，主食是提供能量的主要来源，对中枢神经系统具有特殊营养作用。要特别注意食用全谷、粗粮，全谷、粗粮中 B 族维生素和矿物质含量更加丰富，这类食物不仅能降低食物的生糖指数，还能提供大量的膳食纤维，调节肠道功能。

（二）保证优质蛋白质和优质脂肪酸的补充

素食人群由于缺失了通过动物性食物摄取优质蛋白质的途径，因此蛋白质和脂肪酸的补充在很大程度上依靠大豆及坚果。大豆含有丰富的优质蛋白质、不饱和脂肪酸、B 族维生素和植物化学物，如大豆异黄酮、大豆甾醇、大豆磷脂等；而发酵豆制品中还可能含有一定量的维生素 B_{12}。素食人群易缺乏 n-3 多不饱和脂肪酸，因此建议适量选用紫苏油、亚麻籽油等。

（三）菌菇海藻和新鲜蔬菜水果必不可少

新鲜蔬菜水果对素食者尤为重要，其富含各种营养成分。此外，海藻类和菌菇类食物也应该尽量多食用。菌菇类含有丰富的营养成分和有益于人体健康的植物化合物，如蛋白质、糖类、膳食纤维、维生素、矿物质以及菌多糖等。海藻含有十分丰富的矿物质，富含长链 n-3 多不饱和脂肪酸。

四、蛋奶素食人群的营养餐制作

（一）确定一日的食物摄入量

蛋奶素食人群膳食营养摄入建议与一般人群的膳食营养一致，因此蛋奶素食人群一日的食物摄入量如表 5-33 所示。

表 5-33　蛋奶素食人群一日的食物摄入量（g）

指标	食物摄入量推荐（g）									
	谷类	薯类	蔬菜类	水果类	蛋类	奶及奶制品	大豆及其制品	坚果	食用油	盐
建议数量	总量 225～350，全谷 100～150，薯类 50～125		总量 300～500，菌藻类 5～10	200～350	40～50	300	25～60	15～25	20～30	<6

（二）蛋奶素食人群食谱编制的食物选择要点和原则（表 5-34）

表 5-34　蛋奶素食人群食物选择注意事项

主食	粗细搭配，建议每餐均适量摄入一些粗粮
蔬菜	足量新鲜蔬菜，绿叶蔬菜和红黄色等有色蔬菜占 2/3 以上，增加菌藻类食物的摄入
水果	每天 200～350 g
奶类	保证奶类摄入
蛋类	每天一个鸡蛋
豆浆、豆腐	增加摄入量，尤其要注意发酵豆制品的补充
坚果	加餐优选原味坚果，推荐适量食用

续　表

食用油	增加单不饱和脂肪酸的比例
调味品（盐）	清淡饮食

（三）营养餐示范

轻度体力劳动的蛋奶素食男性一日定量食谱如表 5 - 35 所示。

表 5 - 35　轻度体力劳动的蛋奶素食男性一日营养食谱　（2 000 kcal）

餐次	菜肴名称	食材及数量
早餐	杂粮粥	稻米 30 g，玉米糁 15 g，红豆 10 g
	鸡蛋	鸡蛋 50 g
	牛奶	牛奶 300 mL
	菠菜拌木耳	菠菜 80 g，木耳 20 g
早点	苹果	苹果 200 g
	二米饭	稻米 70 g，小米 50 g
午餐	青椒山药炒木耳	青椒 50 g，山药 100 g，干木耳 3 g
	红烧茄子	茄子 150 g
	荠菜豆腐汤	荠菜 75 g，豆腐 100 g，蘑菇 50 g
午点	酸奶	酸奶 100 mL
	坚果	开心果 25 g
晚餐	杂粮饭	稻米 50 g，小米 25 g，黑米 15 g
	蒜蓉西蓝花	西蓝花 150 g
	冬瓜海带汤	冬瓜 50 g，海带 30 g
	豆芽炒干丝	黄豆芽 70 g，干丝 10 g，蒜苗 5 g
饮品	不含糖和脂肪的饮品	白开水、淡柠檬水、淡乌龙茶均可
全天用油控制在 20～30 g，用盐不超过 6 g		

第六章　慢性疾病与膳食营养

第一节　肥胖症与膳食营养

引言：

　　最新数据显示，目前我国 18 岁及以上居民男性和女性的平均体重分别为 69.6 kg 和 59 kg，与 2015 年发布结果相比分别增加了 3.4 kg 和 1.7 kg。城乡各年龄组居民超重肥胖率继续上升，18 岁及以上居民超重率和肥胖率分别为 34.3% 和 16.4%。我国成年居民超重肥胖超过 50%，6～17 岁儿童青少年超重率和肥胖率分别为 11.1% 和 7.9%，6 岁以下儿童超重率和肥胖率分别为 6.8% 和 3.6%。

　　研究发现 70%～80% 的儿童肥胖症将延续成为成人肥胖症。因此，控制肥胖要从儿童开始抓起。

　　肥胖是引起高血压、糖尿病、心脑血管病、脂肪肝、肿瘤等慢性疾病的危险因素和病理基础之一，目前已作为一种慢性代谢性疾病得到人们的关注。

一、肥胖是病，得治

　　在传统观念看来，肥胖是一种"富态"，是经济发展人们生活水平提高的反映，而在 1997 年，世界卫生组织首次将肥胖定义为疾病。临床研究表明，超重、肥胖与慢性病存在紧密联系，可增加高血压、高血脂、糖尿病等慢性病的发生率，与代谢性疾病的发展也有关[①]。

什么是肥胖症

肥胖症是指体内脂肪堆积过多、分布异常和体重增加，是遗传因素、环境因素、内分泌、炎症等多种因素相互作用所引起的慢性代谢性疾病。肥胖的发生机制是能量摄入超过能量消耗。按照肥胖发生的原因，主要分为遗传性肥胖、继发性肥胖和单纯性肥胖。通常我们说的肥胖是指单纯性肥胖，约占肥胖人群的 95％。它是指与生活方式密切相关，以过度营养、运动不足、行为偏差为特征，全身性脂肪普遍过度增生、堆积的慢性疾病。

1. 怎么判断是否超重或肥胖

通常我们使用人体测量法来作为肥胖症的诊断指标，包括测量身高、体重、胸围、腰围、臀围、皮褶厚度等参数，运用 BMI 法、腰围臀围比、皮褶厚度法等指标判断不同的肥胖程度。

（1）BMI 法

目前国内外学者多数主张使用 BMI，认为 BMI 能够反映体脂增加的百分含量。它的计算方法是用体重（kg）除以身高（m）的平方。我国成人 BMI 标准为：BMI<18.5 为轻体重，18.5≤BMI<24.0 为健康体重，24.0≤BMI<28.0 为超重，BMI≥28.0 为肥胖。

然而，肌肉发达的运动员和水肿患者，可能会超过相应的标准，因此这种情况需要结合腰围和腰臀比进行评价。

---

① 李芳，李长凤，郭燕，等 . 武汉市老年人超重肥胖流行特征与常见慢性疾病的关系［J］. 中华疾病控制杂志，2016，20（11）：1092—1094.

（2）腰围

统计学发现，肥胖者体内脂肪分布部位不同，对健康的影响也明显不同。上身性肥胖或中心性肥胖（以腹部或内脏脂肪增多为主），患心血管疾病和糖尿病的危险性显著增加，而下身性肥胖（以臀部和大腿脂肪增多为主），患上述疾病的危险性相对较低。因此我们更加重视腹部脂肪的判定。我国提出男性腰围≥90 cm，女性腰围≥85 cm，或腰臀比男性≥0.9，女性≥0.8，即判定为成人中心性肥胖。BMI 或体重变大，可能是肌肉量增加了；而腰围变粗，只能说明腹部和内脏堆积了太多脂肪。所以要把 BMI 和腰围结合起来看肥胖的程度。

（3）年龄别体重、年龄别身高、身高别体重和年龄别 BMI-Z 评分

这组指标主要用于评价儿童生长发育与营养状况，年龄别身高反映长期营养状况及其造成的影响，身高别体重反映近期营养状况。以 97th 这条线为例，它叫第 97 百分位，表示有 3% 的儿童体重超过这个水平，如果儿童的曲线高于这条线，那么说明可能存在生长过速的问题；而 3rd 则说明有 3% 的儿童低于这一水平，可能存在发育迟缓的问题。50th 代表的就是大众的平均值，不过也不是每个儿童都按照平均值生长，所以只要是 3rd 到 97th 之间都代表处于正常水平。

身长/身高别体重 Z 评分或者年龄别 BMI-Z 评分通常用来判断儿童的消瘦、超重和肥胖。附录三和附录四中，分别展示了"世界卫生组织 5 岁以下儿童生长标准图表"和"世界卫生组织 5～19 岁儿童青少年生长标准图表"。对超重和肥胖的判断标准如表 6-1 所示。

表 6-1　世界卫生组织超重和肥胖的判断标准

年龄	超重/肥胖	判断标准
5 岁以下儿童	超重	身高别体重大于世卫组织儿童生长标准中位数的 2 个标准差
	肥胖	身高别体重大于世卫组织儿童生长标准中位数的 3 个标准差

年龄	超重/肥胖	判断标准
5～19 岁 儿童青少年	超重	年龄别身体质量指数大于世卫组织生长标准中位数的 1 个标准差
	肥胖	年龄别身体质量指数大于世卫组织生长标准中位数的 2 个标准差

2. 肥胖发生的原因有哪些

（1）遗传因素。调查发现，肥胖有一定的家族聚集性。据统计，双亲体重正常，其子女肥胖发生率为 10％；双亲中一人肥胖，子女肥胖发病率为 50％；双亲均肥胖，子女肥胖发病率高达 70％。

（2）生活方式的改变。摄食过多，喜食油腻食品及甜食，进食速度快等不良进食习惯，都是肥胖发生的诱因。

（3）环境及社会因素。有调查显示，我国各省超重肥胖发生率在空间上存在明显的集聚性，具有"北高南低，东高西低"的特征，体现出具有较高城市化水平的省份，发生肥胖和超重的概率也较高。

二、健康减肥的食疗要点

医学营养治疗和运动，也就是我们常说的"管住嘴、迈开腿"，是肥胖最基本的治疗方法，长期坚持可预防肥胖和控制体重。肥胖防控的饮食原则，就是使患者的能量代谢状态处于负平衡状态，一方面降低能量的摄入，另一方面增加能量的消耗。虽然要控制能量的摄入，但还是要遵循平衡膳食、食物多样的原则，保证各营养素的合理摄入，同时兼顾个体的实际情况，采用合适的膳食模式，纠正不健康的饮食行为，降低减重对机体造成的不良影响，减少机体的脂肪含量。

肥胖者的三餐分配应遵循平衡膳食原则，在控制总能量摄入的基础上，保证蛋白质、必需脂肪酸、矿物质、维生素和膳食纤维等营养素的合理摄入。

（一）调整宏量营养素的构成比例和来源

目前，比较常用的减肥膳食对宏量营养素的构成比例有一定的调整和限制，需要在营养师的指导下进行。蛋白质建议多摄入优质蛋白质；脂肪建议多摄入含不饱和脂肪酸的油脂和食物，少摄入含饱和脂肪酸的动物油脂和食物；碳水化合物应选择全谷物，严格限制糖、巧克力、含糖饮料等。

（二）保证维生素和矿物质的供应

新鲜的蔬菜和水果所含能量低，又可以提供维生素和矿物质，营养丰富且饱腹感明显，不仅有助于减肥，还能改善代谢紊乱。

（三）增加膳食纤维的摄入

每天膳食纤维的供给量在 25～30 g 为宜，选择膳食纤维丰富的食物，如全谷物类、杂豆类、菌藻类、蔬菜水果类等。

（四）合理分配三餐

进食餐次应因人而异，通常为三餐。三餐的食物能量分配，可参照早餐 30%～40%、午餐 30%～40%、晚餐 20%～30%。在分配一日三餐比例时，应体现两条：一是将动物性蛋白和脂肪含量多的食物尽量安排在早餐和午餐吃，晚上以清淡为主，含糖量低且利于消化；二是三餐量的比例应是午餐＞早餐＞晚餐。

（五）采用合理的烹调方式

食物的烹调方式宜采用蒸、煮、炖、氽等，忌用油煎、炸的方式。煎炸食物含脂肪较多，并能刺激食欲，因此不利于减肥。同时，食物必须大众化、多样化，尽可能保持食物的原汁原味。口味以清淡为主，不应过咸、油腻和辛辣，尽可能少用或不用味精和鸡精等调味品。

（六）常见的减重饮食模式

1. 限能量平衡膳食

限能量平衡膳食是在限制能量摄入的同时保证基本营养需求，具有合理的营养素分配比例。可在目标摄入量的基础上减少每日热量供给的30%～50%，或减少500 kcal/d，或直接给予1 000～1 500 kcal/d热量。该方法适合所有需要体重控制者。

2. 高蛋白饮食模式

每日蛋白质摄入量占总热量20%～30%或1.5～2.0 g/kg。该方法有助于改善单纯性肥胖伴血脂异常，适用于单纯性肥胖病人，肾功能异常者需在营养医师或营养师指导下使用。

3. 轻断食模式

轻断食模式是一种1周内5天正常饮食，其他2天（非连续）摄取平日热量的1/4（女性500 kcal/d，男性600 kcal/d）的饮食模式。该方法适用于伴有糖尿病、高脂血症、高血压的肥胖病人，不适用于存在低血糖风险、低血压和体质弱的病人，长期使用可能导致营养不良、电解质紊乱或酮症，故需在营养医师或营养师指导下使用。

4. 低碳高脂饮食模式

低碳高脂饮食模式模拟人体饥饿状态，使人体从主要利用葡萄糖供能转化为利用脂肪供能，用于肥胖、难治性癫痫、糖尿病、肿瘤等患者，有发生电解质紊乱、酸中毒、维生素缺乏、肾结石、血脂异常等风险，故需在营养医师或营养师监测指导下使用。

除了饮食之外，减重还需要增加能量的运动消耗。体力活动是人体能量消耗的主要因素，也是人体控制能量消耗、保持能量平衡、维持健康最重要的部分。研究表明，阻抗训练和有氧训练结合有助于减肥。阻抗练习，如举重、深蹲、卷腹、平板支撑等，每周2～3次，隔天进行，并适当补充蛋白质有利于增加肌肉，从而提高基础代谢率。每周进行中等强度有氧运动，如快走、慢跑、游泳等 5 次以上，每次 30～60 分钟，能够提高能量消耗，有效减轻体重、腰围、体脂肪含量。

三、一日食谱举例

食谱制定应尊重患者的饮食习惯，在个人文化和生活方式偏好的基础上满足其营养需求，以提高肥胖患者的营养治疗顺从性，从而达到预防和治疗肥胖症的目的。下面的一日食谱举例我们选择 1 300 kcal 的女性食谱（表 6 - 2）。

表 6 - 2　限能量平衡膳食一日食谱（1 300 Kcal）

餐次	菜肴名称	食材及数量
早餐	黑麦馒头	黑麦粉 30 g，全麦面粉 20 g
	鹌鹑蛋	鹌鹑蛋 40 g
	蒜蓉茼蒿	茼蒿 100 g
早点	牛奶	200 mL
	小米糕	小米 20 g
午餐	糙米饭	大米 50 g，糙米 40 g
	蒜香鸡腿	鸡腿 80 g
	彩椒荷兰豆	彩椒 40 g，荷兰豆 60 g
午点	水果	火龙果 150 g
晚餐	藜麦二米饭	小米 20 g，大米 40 g，藜麦 5 g
	西芹炒豆干	西芹 100 g，豆干 50 g，腰果 10 g
	秋葵拌木耳	秋葵 60 g，湿木耳 20 g
	水煮大虾	海虾 70 g
全天用油控制在 25～30 g，用盐不超过 6 g		

第二节　骨质疏松与膳食营养

引言:

    在我国，跌倒已成为 65 岁以上老年人因伤致死的首位原因。据报道 30% 的 65 岁以上老年人每年至少摔倒一次，随着年龄的增长，摔倒的概率会逐渐增加，80 岁以上老年人摔倒的年发生率高达 50%，其中 5%～10% 的摔倒可导致骨折。

    由于骨质疏松性骨折愈合慢，并发症高，因此骨质疏松性骨折的病死率较一般骨折的病死率增加 2～3 倍，约 20% 的骨折患者在 1 年内因骨折后卧床不起而引起呼吸、心、脑血管系统疾病，最终导致死亡。

    骨质疏松症是一种慢性病，它的发生发展常常是不知不觉的，在早期可以无任何不适表现，因此非常容易被人们忽略。然而，骨质疏松症严重威胁着人们的健康，最大的危害就是造成骨折，容易引发较高的致残率及致死率，给社会和家人带来很大的负担。

    每年的 10 月 20 日是世界骨质疏松日，它提醒我们骨质疏松症的危害及加强自我保护的重要性！

一、沉默的杀手——骨质疏松症

骨质疏松症是以骨量减少和骨组织微观结构破坏为特征，导致骨的脆性和骨折危险性增高的全身性疾病。骨质疏松症可发生在不同性别和年龄的人群之中，但多见于绝经妇女和老年男性。虽然导致骨质疏松的原因很多，但营养因素在骨质疏松的发展中起到重要的作用。

识别骨质疏松症及明确骨折和跌倒的危险因素有助于发现易感人群，早期诊断，并采取相应措施，积极预防。提倡健康的生活方式，进食高钙、低盐和适量蛋白质的均衡膳食，坚持运动，保证充足的光照，纠正不健康生活习惯，补充适量钙和维生素 D，可减缓骨质疏松症的发生和发展，达到提高人们晚年生活质量的目的。

骨质疏松症主观可以感受到的症状包括腰背疼痛、身高下降、驼背以及骨折等，但事实上，在这些症状发生之前，骨量已经大量流失，骨质疏松也早已开始了。

二、骨质疏松的食疗要点

随着年龄的增长，你也许会发现身高会变矮。这是由于随着年龄的增长，储存在体内的骨量就会变少，骨头的密度和强度也会随之降低。

那么该如何在日常膳食中加强骨骼管理，降低骨质疏松的风险呢？具体可以从以下几点入手：

（一）摄入充足的钙和维生素 D

我们可以从食物中获取维生素 D，但是此时的维生素 D 需要经过肝脏和肾脏的转化才有活性，才能被人体吸收利用。此外，我们还可以通过晒太阳获得维生素 D。如果阳光照射时间达不到每天 2 小时的话，我们可以适当补充维生素 D 制剂，一般建议为 400 IU/d 即可。对于营养元素钙的摄入，是 800 mg/d 比较合适。我们可以从牛奶、豆制品以及绿叶菜中获取充足的钙质。

（二）摄入优质蛋白质

骨骼的形成需要优质蛋白质的填充，蛋白质对形成骨骼的有机成分必不可少。按照体重来计算，正常人群推荐每日 1.0 g/kg 的优质蛋白质的摄入。比如某成年人体重 60 kg，那么每天就需要 60 g 蛋白质的摄入。那么，该如何选择优质蛋白质的摄入呢？具体可参考表 6-3。

表 6-3　十大优质蛋白质食物

食物排名	食物名称	蛋白质含量 g/100 g（平均值）	氨基酸评分
1	鸡蛋	13.1	106
2	牛奶（液态）	3.3	98
3	鱼肉	18	98
4	虾肉	16.8	91
5	鸡肉	20.3	91
6	鸭肉	15.5	90
7	瘦牛肉	22.6	94
8	瘦羊肉	20.5	91
9	瘦猪肉	20.7	92
10	大豆（干）	35	63

（三）养成清淡饮食的习惯

人体约 1/3 的钠离子储存在骨基质中，在骨吸收时会释放出来。

同时钠和钙在肾中共享转运蛋白，低钠摄入会成低钙排泄，因此要养成清淡饮食的习惯，减少钙的排出。膳食钠含量越高，则尿中排出钙的量就会增高。大约每增加 2.3g 钠摄入，就会增加 40mg 的钙从尿中排出。每日食用盐的摄入量控制在 6g 之内，有利于预防骨质疏松。

（四）增加富含益生元食物的摄入

随着研究的不断深入和发展，人们发现某些碳水化合物和具有益生元作用的膳食纤维，能够促进肠道菌群的增殖，并且在肠道内被微生物发酵，形成短链脂肪酸，能够帮助溶解矿物质，从而提高矿物质的吸收利用，促进骨骼的健康。这类具有益生元的食物有洋葱、大蒜、燕麦、核桃、豆类等，可以在日常食物中多补充摄入。

（五）养成吃新鲜蔬菜水果的习惯

新鲜的蔬菜水果含有丰富的维生素、矿物质，还有膳食纤维。在食用新鲜蔬菜的同时，要注意有些蔬菜可以焯水后再食用，减少草酸的摄入，因为草酸会影响膳食中钙的吸收。选择蔬菜水果时，尽量以深颜色为主，以此获得丰富的植物化学物。

其实骨质疏松的患者在日常饮食中除了以上需要注意的问题之外，最基本的还是要保证合理、平衡、全面的饮食。这样的饮食可以包含各种维生素、矿物质，有助于骨钙代谢的正平衡。然而，任何营养素的过量使用，都会加重机体组织器官的负担，导致骨钙平衡的破坏。

三、一日食谱举例

食谱制定应尊重患者的饮食习惯，在个人文化和生活方式偏好的基础上满足其营养需求，以提高骨质疏松患者的营养治疗顺从性，从而达到预防和治疗骨质疏松的目的（表6-4）。

表 6-4 骨质疏松患者一日食谱 （1 800 kcal）

餐次	菜肴名称	食材及数量
早餐	麻酱花卷	面粉 75 g，芝麻酱 15 g
	水煮蛋	鸡蛋 50 g
	虾皮西蓝花	虾皮 10 g，豆豉 5 g，西蓝花 100 g
	牛奶	250 mL
早点	水果	樱桃 250 g
	小米糕	小米 20 g
午餐	藜麦饭	大米 60 g，藜麦 10 g
	清蒸鳜鱼	鳜鱼 60 g
	杏鲍菇洋葱荷兰豆	洋葱 20 g，荷兰豆 100 g，杏鲍菇 80 g
	油菜豆腐虾皮汤	油菜 100 g，番茄 30 g，豆腐 40 g，虾皮 3 g
午点	酸奶	酸奶 100 mL
晚餐	绿豆饭	大米 45 g，绿豆 40 g
	香干芹菜炒鱿鱼	香干 25 g，芹菜 100 g，鱿鱼 40 g
	彩椒炒肉	彩椒 60 g，鸡肉 50 g
全天用油控制在 25～30 g，用盐不超过 6 g		

第三节　糖尿病与膳食营养

引言:

　　我国是糖尿病第一大国。在 2017 年的统计数据中，我国仅大陆就有约 1.144 亿糖尿病患者。甚至有统计显示，我国每 10 个成年人中就有 1 个糖尿病人，每 2 个成年人中，就有 1 个糖尿病前期患者。最新发表的流行病学调查数据显示，按照世界卫生组织的标准，我国的糖尿病患病率为 11.2%，知晓率为 36.5%，治疗率为 32.2%，控制率为 49.2%。其中，中国 65 岁以上的老年糖尿病患者数约为 3 550 万，居世界首位，占全球老年糖尿病患者的 1/4。

　　糖尿病是全球流行的慢性非传染性疾病，在世界范围内已经成为一个重大的公共卫生问题，造成巨大的经济负担，对人类健康和社会经济的可持续发展构成严重威胁。世界卫生组织预测，2005～2030 年间，因糖尿病而死亡的人数将翻一番，到 2030 年，糖尿病将成为第七项主要死亡原因。糖尿病及其并发症给社会带来了沉重的经济负担，每年全球因糖尿病损失的直接成本为 8 270 亿美元，推算从 2010～2030 年，全球 GDP 的损失约为 1.7 万亿美元，而低收入及中等收入国家承担着近 80% 的糖尿病负担。

一、糖尿病不都是"甜蜜"惹的祸

糖尿病是一组由多种病因引起的胰岛素分泌和（或）作用缺陷、以慢性高血糖为特征的代谢性疾病。糖尿病是老年人的常见病、多发病，可导致心脏、血管、肾、眼、神经等组织器官慢性进行性病变，引起功能减退甚至衰竭，严重威胁老年人的健康。

除年龄、种族、家族史等社会人口学特征外，2型糖尿病的致病危险因素主要包括不合理膳食、缺乏身体活动、超重肥胖、空腹血糖受损和糖耐量异常等。其中以超重肥胖和空腹血糖受损及糖耐量异常危险性最大。空腹血糖受损和糖耐量异常属于糖尿病前期，如果此时进行有效干预，有可能阻止2型糖尿病的发生发展。

（一）糖尿病该如何诊断

《中国2型糖尿病防治指南（2020年版）》中指出，在有严格质量控制的实验室，采用标准化方法测定的糖化血红蛋白（HbA1c）可以作为糖尿病的补充诊断标准。由于其稳定性好，监测频率低，使得糖化血红蛋白成为国际公认的用于评估糖尿病患者长期血糖状况的理想指标（表6-5）。

表6-5　糖尿病的诊断标准

诊断标准	血糖或糖化血红蛋白
典型糖尿病症状（烦渴多饮、多尿、多食、不明原因的体重下降）	
加上随机血糖	≥11.1 mmol/L
或加上空腹血糖	≥7.0 mmol/L
或加上葡萄糖负荷后2h血糖	≥11.1 mmol/L

诊断标准	血糖或糖化血红蛋白
或加上糖化血红蛋白	≥6.5%

空腹状态指至少 8 h 没有进食热量；随机血糖指不考虑上次用餐时间，一天中任意时间的血糖

（二）糖尿病发生的原因有哪些

目前对于糖尿病发病的营养因素研究主要集中在营养物质代谢过程中对胰岛素分泌的影响，尤其是碳水化合物和脂肪的代谢。长期摄入高碳水化合物膳食使血糖水平长期处于较高状态，促使胰岛素分泌持续增加，最终损害胰岛 β 细胞的结构和功能，导致胰岛素分泌的绝对或相对不足，引发糖尿病。低 GI 食物可有效控制餐后血糖，有利于血糖的稳定。此外，长期摄入高脂肪膳食时，脂肪的氧化分解消耗大量葡萄糖分解的中间产物（如 α-磷酸甘油），阻断了葡萄糖的彻底氧化分解，使血糖浓度上升，胰岛素分泌增加，而且长期暴露于高浓度的游离脂肪酸情况下，会使胰岛 β 细胞分泌胰岛素的功能受损，发生糖尿病的危险增高。

除了营养因素外，导致糖尿病发病还有以下几个因素：

1. 体重

糖尿病的发病率与肥胖程度呈正相关，超重肥胖者糖尿病患病率较体重正常者高。中国肥胖问题工作组数据显示，超重人群糖尿病患病率分别为体重正常人群的 2.4 倍（男）和 2.14 倍（女），肥胖人群的糖尿病患病率分别为体重正常者的 2.55 倍（男）和 2.52 倍（女）。研究还表明，超重肥胖持续时间越长，糖尿病患病的风险也越大。在长期肥胖人群中，糖尿病患病风险增加 5 倍。

超重肥胖者脂肪细胞体积增大，而脂肪细胞上的胰岛素受体数目是固定的，细胞体积越大，受体密度越低，导致对胰岛素的敏感性降

低，血糖更易升高。此外，为了维持正常血糖水平，胰岛 β 细胞过量分泌胰岛素，胰岛超负荷工作致胰岛 β 细胞缺陷，继而引发胰岛素分泌减少，无法维持正常的糖代谢。

2. 吸烟

国内外研究显示，吸烟是糖尿病重要的危险因素之一，吸烟者与不吸烟者相比，前者 2 型糖尿病患病率较高。糖尿病患病率由高到低依次为吸烟者、被动吸烟者、不吸烟者。每日吸烟的数量与糖尿病的发生率呈正相关，随吸烟年数与吸烟量的增加，2 型糖尿病患病的相对危险度呈逐渐上升趋势。重度吸烟者患糖尿病的风险最高，且在戒烟后的 10 年里，吸烟的风险依然居高不下；对于轻度吸烟者来说，风险降低相对快一些。

吸烟可能会刺激体内的多种激素（生长激素、糖皮质激素、垂体加压素等）分泌增加，造成血糖暂时升高，并引起急性胰岛素抵抗。长期吸烟的人其血糖持续升高，胰岛素也存在抵抗，可协同其他危险因素，共同导致糖尿病。

3. 饮酒

有报道显示，饮酒对糖尿病的发病率有较大影响，但饮酒与糖尿病患病的关系仍不明确。研究表明，酒精摄入量与糖尿病发病率之间呈 U 型关系。大量饮酒者减少饮酒量后，其糖尿病的发病率也会随之降低。

4. 睡眠

睡眠障碍是糖尿病发生的危险因素之一。研究表明，睡眠时间过短（≤5 小时）或过长（≥9 小时）都会导致糖代谢异常，增加糖尿病发病风险，每天平均睡眠时间不足 5 小时者，是平均睡眠时间 7 小时以上者的 5 倍多。睡眠在机体内分泌代谢过程中发挥着重要作用，睡眠障碍不仅可以导致胰岛素分泌异常，还可以降低周围组织对胰岛素的敏感性，从而引起机体糖代谢紊乱，诱发糖尿病的发生，而且睡眠障碍也会影响糖尿病患者的血糖控制。

5. 精神和情绪因素

精神心理因素在糖尿病的发生、发展和转归中起着重要作用，当机体出现精神紧张、情绪激动及各种应激状态时，会引起升高血糖激素的大量分泌。调查发现，存在焦虑、抑郁、压力大等不良精神状况的人群，2 型糖尿病的患病率比正常人群高。焦虑、抑郁状态可能降低胰岛素敏感性，而且使患者处于一种应激状态，导致血糖、血脂、糖化血红蛋白等指标升高，从而影响 2 型糖尿病的发生。同时，有研究表明，不良精神状况还与中心性肥胖和糖耐量异常有关，也与不良的生活方式如吸烟、缺乏身体活动和高能量饮食有关，这些均是患 2 型糖尿病的危险因素。

二、糖尿病的食疗要点

糖尿病人由于体内胰岛素分泌不足，如果像正常人一样进食，就会出现高血糖和尿糖，对病情产生不利的影响。因此，合理控制饮食，调整饮食结构，是糖尿病人控制血糖的首要措施。

（一）合理供给总热量，保持理想体重

结合患者的身高、体重及生理状态等情况制定个性化的热量供给方案。体重是衡量从食物中获取能量是否合适的重要指标，糖尿病人应以维持正常体重或略低于理想体重为宜。肥胖者需减少能量摄入，消瘦者可适当增加热量摄入以达到理想体重。

（二）适当限制碳水化合物、胆固醇的摄入

糖尿病患者的饮食治疗应强调适当控制碳水化合物，而非严格控制。因为人体能量的主要来源依然是碳水化合物，控制碳水化合物每

日供能占每日摄入能量的 45％～60％为宜。糖尿病患者应严格限制脂肪和胆固醇的摄入，从而达到控制总能量的目的，因为控制脂肪和胆固醇能够防止和延缓糖尿病并发症的发生与发展。

（三）保证优质蛋白质和膳食纤维的摄入

蛋白质可促进胰岛素分泌，有利于血糖稳定。膳食纤维有助于延缓血糖的升高，促进肠道菌群的平衡。糖尿病患者的膳食中蛋白质供能占总能量的 15％～20％，优质蛋白质占 1/3 以上。膳食中应增加蔬菜、豆类以及全谷物，从而增加糖尿病患者饮食中的膳食纤维含量。

（四）适量补充微量营养素

糖尿病患者容易缺乏 B 族维生素、维生素 C、维生素 D，以及铬、锌、硒、镁、铁、锰等多种微量营养素，可根据营养评估结果适量补充。

综上所述，糖尿病患者的饮食建议如下：

糖尿病患者一定要保证饮食均衡。一天的食谱要尽量包括四大类食物：粮谷类、蔬菜水果类、瘦肉类和奶豆类。在各类食物中选择不同的食物进行搭配能使饮食丰富多彩，注意水果和蔬菜不能代换，且优先选择低 GI 食物。糖尿病患者要做到规律进餐，每天三餐按照 1：2：2 能量分配，适当加 1～2 餐。少食多餐可以保证全日血糖相对平稳，而不至于造成急剧高血糖，同时保证生成的热能尽快散发，避免热能聚积转化成脂肪。糖尿病患者食物的烹饪方式要以蒸、煮、烧、凉拌为主，时间尽量短，如急火煮、少加水，因为食物的软硬、生熟、稀稠、颗粒大小都会影响食物的 GI 值，加工时间越短，水分越少，GI 值也越低。烹饪用植物油，少放调味品，特殊情况可用甜味剂。糖尿病患者应适当吃点醋。食物经发酵后产生酸性物质，可使整个膳食的 GI 值降低。因此，在副食中加醋或柠檬汁是降低 GI 值的好方法。糖尿病患者的食物选择具体如表 6 - 6 所示。

表 6 - 6　糖尿病患者的食物选择原则

食物类别	原则	推荐食材
主食	粗细搭配	白米、白面等细粮与糙米、荞麦、莜麦、玉米糁、藜麦等粗粮各占一半
蔬菜和水果	首选深色、含糖量低	青菜、青椒、洋葱、莴笋、西葫芦、苦瓜等蔬菜，柚子、李子、猕猴桃、樱桃等水果
动物性食物	白肉优于红肉	鱼虾优于鸡鸭鹅，优于牛羊肉和猪肉，每日摄入一个鸡蛋
奶类和豆类	首选原味，必要时选择低脂	原味豆浆及豆制品、原味低脂牛奶、奶酪等
油脂和盐类	首选富含单不饱和脂肪酸的食用油	橄榄油、山茶油、菜籽油、花生油等

三、一日食谱举例

食谱制定应尊重患者的饮食习惯，在个人文化和生活方式偏好的基础上满足其营养需求，以提高糖尿病患者的营养治疗顺从性，从而达到预防和治疗糖尿病并发症的目的（表 6 - 7）。

表 6 - 7　糖尿病患者一日食谱（2 050 kcal）

餐次	菜肴名称	食材及数量
早餐	杂粮煎饼	面粉 50 g，玉米面 40 g，胡萝卜丝 10 g，鸡蛋 20 g
	鹌鹑蛋	鹌鹑蛋 30 g
	蒜蓉茼蒿	茼蒿 100 g
早点	牛奶	200 mL
	小米糕	小米 20 g

餐次	菜肴名称	食材及数量
午餐	藜麦饭	大米 60 g，藜麦 10 g
	葱烧海参	葱 30 g，水发海参 200 g
	小白菜汤	小白菜 100 g，番茄 30 g，豆腐 20 g
午点	柚子	柚子 150 g
晚餐	玉米熬芋头	玉米粒 30 g，芋头 40 g，小米 20 g，大米 40 g
	香干芹菜炒魔芋粉	香干 25 g，芹菜 100 g，魔芋粉 100 g
	蒜薹炒肉	蒜薹 80 g，鸡肉 50 g
全天用油控制在 25～30 g，用盐不超过 6 g		

第四节　高血压与膳食营养

引言：

　　世界高血压联盟发起了一项活动，叫"知晓你的血压"，并把每年的五月份定为"血压测量月"，选定 5.17 日为世界高血压日。我国高血压患者总体的知晓率、控制率、治疗率还不理想。很多老年人由于症状不明显或不严重，对高血压的危害性认识不足，重视不够。

　　高血压是老年人的常见病、多发病。高血压患者通过营养治疗，有助于减少药物剂量，控制高血压，延缓肾病、脑病、心脏病等并发症的发生和发展。包括脑卒中、冠心病、心力衰竭、肾脏疾病在内的高血压严重并发症致残和致死率高，已成为中国家庭和社会的沉重负担。

　　全球高血压患者共计超过 10 亿，而且这个数字还在逐年攀升。事实上，在过去 40 年里，高血压患者数量已经翻番。高血压俨然成了严峻的健康问题，它会增加心脏病、肾衰竭和中风等疾病的患病风险。《中国居民营养与慢性病状况报告（2020 年）》中的数据显示，我国 18 岁以上居民的高血压患病率为 27.5％，总人数高达 3 亿人，且随着年龄增加，高血压的患病率还在不断攀升。

一、高血压不仅是血压高

高血压是指人体收缩压和舒张压升高所带来的一系列改变。它不仅单指血压的升高，还指因为血压升高引发的心、脑、肾脏等重要器官的损害。高血压虽然是个常见病，但是发病机制却很复杂。主要影响机制包括交感神经系统、遍布全身的内分泌系统（肾素血管紧张素醛固酮系统）以及血容量的多少。高血压分为原发性高血压和继发性高血压。原发性高血压是一种以血压升高为特征，原因不明的独立疾病，占高血压的95％以上。继发性高血压，即血压升高是某些疾病的一部分表现。

（一）高血压的诊断标准

准确测量血压、知晓血压是高血压防治第一步。正常血压定义为收缩压（高压）低于120 mmHg，舒张压（低压）低于80 mmHg。知道血压的高低及其含义，就可以采取措施来控制血压，从而预防心脏病和中风的发生。任何超出此标准的情况都可能提示存在健康问题或处在疾病的早期阶段。

根据《中国高血压防治指南（2018年修订版）》，在未使用降压药物的情况下，收缩压（高压）≥140 mmHg 和（或）舒张压（低压）≥90 mmHg，可诊断为高血压。近年来，随着对心血管病多重危险因素的作用以及对心、脑、肾靶器官保护的认识不断深入，高血压的诊断标准也在不断调整，目前认为同一血压水平的患者发生心血管病的危险不同，因此有了血压分层的概念，即发生心血管病危险度不同的患者，适宜血压水平应有不同。

（二）高血压的影响因素

原发性高血压的发病机制至今并不明确，但下面这些因素和高血压有密切的关系：

（1）年龄。年龄越大越容易得高血压。

（2）肥胖。BMI 越大越容易得高血压。

（3）家族史。如果父母一方有高血压，孩子患高血压的风险是其他人的 2 倍。

（4）高钠饮食。每天超过 3 g 食盐会增加得高血压风险。

（5）过度饮酒。每天喝超过 2 瓶啤酒或者 2 杯红酒会增加得高血压风险。

（6）运动过少。增加运动可以降低血压，而长期不运动会更容易得高血压。

二、高血压的食疗要点

高血压患者的饮食治疗目标是使身体的各项代谢指标正常，如血压水平、血脂水平。

（一）控制总热量，保持理想体重

结合老年人的身高、体重及生理状态等情况制定个性化的热量供给方案。超重和肥胖的高血压患者可适当减少谷类和肉类的摄入量以达到减肥的目的。

（二）合理摄入营养元素

高血压患者应适量补充优质蛋白质，保证充足的膳食纤维摄入，还应注意补充钾、钙和镁。研究表明，这三种元素都有降低血压和卒中危险性的作用。此外，膳食中还应补充较多的维生素 C，大剂量维生素 C 可使胆固醇氧化为胆酸进而排出体外，从而改善心脏功能和血液循环。高血压患者需减少钠盐的摄入，因为钠盐摄入过多会增加高血压发病的风险，限制烹饪食盐的用量是防治高血压的重要措施。同时，高血压患者需要减少膳食脂肪和胆固醇的摄入。

（三）限制饮酒

过量饮酒会增加高血压患者并发脑卒中的危险，而且饮酒可增加对降压药物的抗性。

（四）参加适宜的活动

有规律的有氧运动对防治高血压有积极的作用。体力活动也有助于减重。运动方式和强度要结合自身情况，个性化地定制。

（五）调适心理

心理因素也是造成血压升高的主要影响因素。因此在平时的生活和工作中，高血压患者应该减轻心理压力，保持心理平衡。

综上所述，高血压患者的饮食建议如下：

根据《中国居民膳食指南（2016）》，老年人的每日食盐量为 6g 左右。限盐饮食一般每日的食盐量为 4g 左右。食盐为"百味之王"，限盐膳食则比较乏味，故应在烹饪方法上予以改进。老年人由于生理机能的退化，味觉不灵敏时更易导致盐分摄入过多，因而老年人膳食必须设计相应的低盐食谱。对于 80 岁以上老人，为保证其能量及营养素充足，原则上不采取限盐措施。高血压患者的食物选择具体如表 6-8 所示。

表 6-8　高血压患者的食物选择原则

食物类别	原则	推荐食材
主食	粗细搭配	白米、白面等细粮与糙米、荞麦、莜麦、玉米糁、藜麦等粗粮各占一半
蔬菜和水果	富含钾、钙、镁的新鲜蔬果	扁豆、青椒、番茄、油菜、苜蓿、菠菜、橘子、桃子
动物性食物	白肉优于红肉	鱼虾优于鸡鸭鹅，优于牛羊肉和猪肉；忌腌制肉制品、内脏、肥肉等；每日一个鸡蛋
奶类和豆类	原味，必要时选择低脂	原味豆浆及豆制品、原味低脂牛奶、酸奶等
油脂和盐类	首选富含单不饱和脂肪酸的食用油，限盐	橄榄油、山茶油、菜籽油、花生油等

三、一日食谱举例

食谱制定应尊重患者的饮食习惯，在个人文化和生活方式偏好的基础上满足其营养需求，以提高患者的营养治疗顺从性，从而达到预防和治疗高血压的目的（表 6-9）。

表 6-9　高血压患者一日食谱（2 050 kcal）

餐次	菜肴名称	食材及数量
早餐	豆浆	豆浆 200 mL
	秋葵蒸蛋	鸡蛋 50 g，秋葵 30 g
	杂粮馒头	全麦面粉 50 g
早点	酸奶	酸奶 100 mL
	苹果	苹果 150 g
午餐	绿豆饭	大米 65 g，绿豆 10 g
	荷兰豆炒白玉菇	荷兰豆 50 g，白玉菇 20 g
	娃娃菜虾仁煲	虾仁 40 g，娃娃菜 100 g，胡萝卜 20 g，腐竹 5 g，干木耳 3 g

餐次	菜肴名称	食材及数量
午点	木瓜奶	脱脂奶 100 mL，木瓜 100 g
晚餐	杂粮饭	大米 40 g，小米 10 g，玉米粒 30 g，燕麦米 15 g
	青椒牛肉	牛肉 40 g，红黄彩椒各 25 g
	韭菜黄豆芽	黄豆芽 100 g，韭菜 30 g
全天用油控制在 25～30 g，用盐不超过 6 g		

第五节　高血脂与膳食营养

引言：

随着人们生活水平的提高，超重与肥胖的人群数量越来越多，高血脂的人群也相对增多。据专家推测，人群血清胆固醇水平升高将导致 2010～2030 年期间我国心血管疾病事件约增加 920 万[①]。因此，防控血脂异常对于降低我国心血管疾病风险具有重要意义。

一、血脂异常要警惕

（一）血脂的组成

血脂是血清中的甘油三酯（TG）、胆固醇（TC）和类脂（如磷脂）等的总称。如果血脂长时间维持高水平的话，血液将会逐渐变得"黏稠"，血管壁表面也会慢慢形成厚厚的一层奶油样的斑块，从而导致血流受阻，进而导致身体的脏器缺血。这个过程就是我们常说的动脉粥样硬化。

（二）血脂异常如何判断

血脂异常一般是指血中总胆固醇（TC）、低密度脂蛋白胆固醇

---

① 杨月欣，葛可佑.中国营养科学全书第 2 版（下册）［M］.北京：人民卫生出版社，2019.

（LDL－C）、甘油三酯（TG）超过正常范围和（或）高密度脂蛋白胆固醇（HDL－C）低下，具体可查阅表6－10。血脂异常也称为高脂血症，主要是指 TC 和（或）LDL－C 和（或）TG 增高。我国血脂异常类型最常见的为高 TG 血症和低 HDL－C 血症[①]。

表6－10　中国 ASCVD 一级预防人群血脂合适水平和异常分类标准 ［mmol/L（mg/dl）］

分层	TC	LDL－C	HDL－C	非 HDL－C	TG
理想水平		<2.6（100）		<3.4（130）	
合适水平	<5.2（200）	<3.4（130）		<4.1（160）	<1.7（150）
边缘升高	≥5.2（200）且<6.2（240）	≥3.4（130）且<4.1（160）		≥4.1（160）且<4.9（190）	≥1.7（150）且<2.3（200）
升高	≥6.2（240）	≥4.1（160）		≥4.9（190）	≥2.3（200）
降低			<1.0（40）		

当拿到体检报告时，医生会对数据进行解读，患者首次发现血脂异常时，则需要通过临床医生确定是否需要药物调脂，同时调整生活方式和饮食方式。

二、高血脂的食疗要点

患上高脂血症后，很多人谈“脂”色变，认为肉是脂肪的主要来源，把餐桌上的菜换成清一色的素食，彻底与荤食绝缘。然而，从均衡饮食的角度来说，均衡的饮食应该是粗细粮结合、荤素搭配。如果只吃素，久而久之会导致蛋白质、脂溶性维生素缺乏，而且降血脂的

---

① 中国成人血脂异常防治指南修订联合委员会．中国成人血脂异常防治指南（2016 年修订版）［J］．中华心血管病杂志，2016.44（10）：833—853.

效果也不够理想。

高脂血症患者应该如何选择适合自己的食物呢？具体可参考以下几点：

（一）优质蛋白质要充足

高脂血症患者的饮食中必须限制脂肪和胆固醇的摄入，需要保证每天摄入充足的优质蛋白质，以维持人体正常的生理功能和抵抗力。牛奶、酸奶、奶酪都可以作为高脂血症患者的蛋白质来源，如果血脂升高较多，不妨选用低脂或脱脂牛奶。高脂血症患者还应该多吃鱼类特别是海产鱼类，以及鸡、鸭等禽类，因为这些食物的优质蛋白质含量丰富，且脂肪含量较猪肉、牛羊肉少，有利于高脂血症患者降低血脂水平。需要注意的是，高脂血症患者的食物烹饪方式最好以蒸、炖为主，少用红烧。

（二）膳食纤维选择好

高脂血症患者在治疗期间需要控制饮食中的脂肪和胆固醇摄入量。很多高脂血症患者存在超重或肥胖的问题，饮食习惯偏好肉类，很容易饥饿。高脂血症患者应多摄入富含膳食纤维的食物，不仅能够促进胆固醇在人体内的排泄，起到降血脂的作用，还可以增加饱腹感。

《中国居民膳食指南（2016）》中推荐每日的膳食纤维摄入量为25～30 g，这个量相当于500 g全麦面粉所含的膳食纤维量。高脂血症患者在选用玉米、小米、高粱、燕麦、荞麦等粗粮作为主食时，要注意与细粮搭配食用，以提高食物的营养价值，避免只吃粗粮而影响矿物质、维生素等在肠道内的吸收。日常生活中的腊八粥、八宝粥都是不错的食物。

薯类也是很好的主食来源。红薯富含膳食纤维，在肠道内吸收水分膨胀，可以促进肠蠕动，保持肠道通畅，有利于胆固醇代谢。高脂血症患者在烹调时可以选择将红薯切片与米饭同蒸。魔芋是一种低热量、低脂肪和高纤维的食物，其膳食纤维含量达到 45% 以上，非常适合高脂血症患者。夏季可以选择加工好的魔芋粉，制成魔芋豆腐、魔芋挂面、魔芋面包等食用。

（三）豆类制品天天有

豆类及其制品是优质植物蛋白的主要来源。大部分豆类的膳食纤维含量都较高，其中绿豆的膳食纤维含量每 100 g 可以达到 11.5 g。同时豆制品所含的豆固醇在体内能够与摄入的胆固醇竞争性吸收，从而减少胆固醇的吸收，促进胆固醇的排泄。高脂血症患者可以将豆腐凉拌或做汤，以减少烹调油的用量。夏天可以吃些绿豆百合粥，清热败火。

（四）蔬菜水果少不了

蔬果除了富含膳食纤维外，还富含维生素和微量元素，每天应食用 500 g 以上。夏天蔬菜水果供应充足，西芹、香菇、萝卜、紫菜、木耳、苹果、桃子等都可以选用。蔬菜建议凉拌或生食，注意蔬菜烹调前不要放置太久，一般储存不超过 2 天，先洗后切、急火快炒、炒完就食，以最大限度保存其中的维生素。水果要食用新鲜的，清洗要彻底，一般饭后 1~2 小时再吃，以免影响营养素的吸收。

（五）大蒜大葱适量吃

大葱、大蒜、洋葱含有的大蒜素能够杀菌，促进食欲，增强免疫力，还有一定降血脂、降血压的功效，高脂血症患者可以在进餐时生吃几瓣大蒜，或者将大蒜、洋葱用醋浸泡后食用。

三、一日食谱举例

食谱制定应尊重患者的饮食习惯，在个人文化和生活方式偏好的基础上满足其营养需求，以提高高脂血症患者的营养治疗顺从性，从而达到预防和治疗高血脂的目的（表6-11）。

表6-11　高脂血症患者一日食谱（1 800 kcal）

餐次	菜肴名称	食材及数量
早餐	牛奶	低脂奶300 mL
	秋葵蒸蛋	鸡蛋50 g，秋葵30 g
	杂粮馒头	全麦面粉50 g，南瓜30 g
	凉拌黄瓜	黄瓜150 g
早点	哈密瓜	哈密瓜150 g
	葡萄	葡萄50 g
午餐	绿豆饭	大米65 g，绿豆10 g
	彩椒鸡丁	彩椒130 g，鸡脯肉75 g
	蒜蓉莜麦菜	莜麦菜150 g，大蒜20 g
午点	坚果	腰果15 g
晚餐	杂粮饭	大米40 g，小米10 g，玉米粒30 g，燕麦米15 g
	清蒸鲈鱼	鲈鱼100 g
	莴笋木耳	莴笋200 g，湿木耳30 g
全天用油（建议橄榄油）控制在25 g以下，用盐不超过6 g		

第六节　痛风与膳食营养

引言：

　　我们都知道慢性病中的"三高"是指高血糖、高血压、高血脂，这"三高"已是危害人体器官正常生理功能的"重磅杀手"。正当我们和"三高"斗争的同时，第四高已悄然来袭，它就是高尿酸。高尿酸血症在我国的发病率较高，大约有13％的人群发生高尿酸血症，这其中约有10％的人群已经发展为痛风。

　　痛风，是一种古老的疾病，又被称为"王者之疾""帝王病""富贵病"。这是因为当时此病往往都是发生在达官显贵身上。古希腊名医希波克拉底称痛风为"不能步行的病"，他还形象地指出痛风是富者的关节炎，而风湿则是贫者的关节炎。

　　随着经济快速发展和人群生活方式的改变，中国高尿酸血症和痛风患病率显著增高。近年研究认为，痛风和高尿酸血症与多种慢性病的发生发展密切相关，如代谢性疾病，心脑血管病和肾脏疾病等，因此已被多学科认识和重视。就患者性别比例而言，痛风本是男性发病概率高的疾病，但是近年来女性患者人数也在逐渐增加。

一、痛风不仅是"痛"这么简单

（一）基本概念

1. 尿酸

尿酸是嘌呤代谢的产物，约80％的尿酸来源于内源性嘌呤代谢，20％的尿酸来源于膳食中富含嘌呤的食物。正常人每天产生的尿酸量与排泄的尿酸量是平衡的，如果尿酸生成过多，或者排出减少，就会产生高尿酸血症。

2. 高尿酸血症

《高尿酸血症与痛风患者膳食指导（WS/T 560－2017）》中指出，高尿酸血症是一种由于嘌呤代谢障碍引起的代谢性疾病，与痛风密切相关，并且是糖尿病、代谢综合征、血脂异常、慢性肾脏病和脑卒中等疾病发生的独立危险因素。高尿酸血症是痛风发病的重要生化基础。高尿酸血症的诊断标准是：通常饮食状态下，2次采集非同一日的空腹血，以尿酸氧化酶法测定血尿酸值，根据《中国高尿酸血症与痛风诊疗指南（2019）》，我们一般建议把血尿酸水平控制在240～420 μmol/L。但如果伴随有高血压、糖尿病、血脂代谢异常、肥胖、冠心病、脑卒中、肾功能损害等合并症，要更严格地控制在360 μmol/L以下。

3. 痛风

痛风是一种由单钠尿酸盐沉积所导致的晶体相关性关节病，与嘌呤代谢紊乱和（或）尿酸排泄减少所致的高尿酸血症直接相关。痛风属于代谢性疾病范畴。痛风主要包括急性发作性关节炎、痛风石形成、痛风石性慢性关节炎、尿酸盐肾病和尿酸性尿路结石等，严重时可出现关节残疾和肾功能不全。

嘌呤天然存在于我们的身体中，也存在于很多食物中。嘌呤代谢紊乱、尿酸生成过多和排出不力都可能造成尿酸水平过高。长期高尿酸血症可能导致痛风，但高尿酸的人不一定会得痛风。

（二）导致痛风的高危因素

现代社会，我们发现很多痛风患者大多饮食不规律，睡眠时间少，工作压力大，缺乏锻炼。近年对痛风的研究发现，由于尿酸生成增加而导致的痛风仅占痛风病例的 10%，其余的 90% 则由肾脏排出不足引起。而每个人的身体排出尿酸的能力不同，这与年龄、性别、整体健康状况、遗传因素、肾脏功能、服用的药物等都有关系。

（1）年龄和性别：痛风通常见于 40 岁以上的男性。绝经后女性的尿酸水平接近男性，发生痛风的可能性也大大增加。

（2）饮食：肉类和海鲜、酒精、含糖饮料会增加尿酸水平，从而增加患痛风的风险。

（3）肥胖及其他代谢性疾病：肥胖大幅度提高了痛风的发病率。痛风患者中很大一部分人体重超重和肥胖。肥胖的中年男性，尤其是不爱运动、进食肉类蛋白质较多、营养过剩的人更易患痛风。某些代谢性疾病会增加患痛风的风险，包括未经治疗的高血压和糖尿病等。

（4）精神压力大：当人体处于高压状态时，交感神经高度兴奋，人体的热量随之过度消耗，代谢也更加旺盛，尿酸的产生过程也更加活跃，排泄却不能很好地完成。

（5）某些药物：比如常用于治疗高血压的噻嗪类利尿剂、低剂量阿司匹林等都可以增加尿酸水平。

（6）痛风家族史：由于遗传因素导致的尿酸代谢障碍，可能会造成尿酸的过度生产或排泄障碍，引发尿酸增高。

二、痛风的食疗要点

虽然影响血尿酸水平的因素很多，嘌呤也不全是吃出来的，但这并不意味着饮食管理不重要。拒绝高尿酸，饮食结构仍然是非常重要的一环[①]。《高尿酸血症与痛风患者膳食指导（WS/T 560 - 2017）》行业标准建议对饮食中嘌呤含量高的食物进行控制——尽可能选择嘌呤含量低的食物，远离含量高的食物，这对于控制尿酸水平大有裨益。

（一）进行体重管理

超重和肥胖会诱发或并发许多常见慢性疾病，如高血压、冠心病、脑血管病、糖尿病、血脂异常、脂肪肝、高尿酸血症/痛风等。肥胖尤其是腹型肥胖与高尿酸血症关系密切，因此，痛风患者一定要进行体重管理。

（二）摄入复合碳水化合物

多吃蔬菜、全谷物和杂粮，可以补充相应的膳食纤维和抗氧化成分。痛风患者要限制水果的摄入，研究显示果糖经过代谢会抑制尿酸的排出，增加血尿酸水平。因此痛风患者应少喝或不喝含糖饮料，不吃或少吃甜品、蜂蜜等精制糖食物。

（三）多喝水

饮水有助于尿酸的排出，减少痛风发作次数。建议痛风患者每日饮水量维持在 2 000 mL 以上，应避免饮用含果糖饮料或含糖软饮料、

---

① 冯文文，崔岱，杨涛.《中国高尿酸血症与痛风治疗指南（2019）》要点解读 ［J］. 临床内科杂志，2020，37（07）：528—531.

果汁和浓汤，可以饮用水、茶或不加糖的咖啡。

（四）控制脂肪的摄入

每日饮食嘌呤含量控制在 200 mg 以下，避免摄入高嘌呤动物性食物，如动物内脏、甲壳类、浓肉汤和肉汁等，限制或减少红肉摄入。

（五）保证优质蛋白质

由于限制高嘌呤食物，这意味着痛风患者的饮食中蛋白质的摄入受到了很大的限制，因此痛风患者可通过摄入奶和鸡蛋等进行补充。

（六）严格控酒

虽然酒不是高嘌呤食物，但酒精会促进嘌呤分解，导致尿酸增高，同时还会抑制肾脏对尿酸的排泄，诱发痛风。此外，在饮酒时往往会进食高嘌呤食物，导致体内血尿酸水平增高，从而导致痛风性关节炎的急性发作。

需要特别注意以下几点建议：

首先，多吃蔬果多喝奶，适量摄入豆制品。蔬果、奶豆的特点是高钾低钠，富含多种维生素、矿物质和优质蛋白质。研究发现，维生素 C 有助于肾脏排除尿酸，降低尿酸水平，但同时要注意控制高果糖水果的摄入，因为果糖经过代谢会抑制尿酸的排出，增加血尿酸水平。此外值得一提的是，豆制品的嘌呤含量适中，我们建议适量摄入腐竹、豆干类脱过水的非发酵豆制品。

其次，尽量不吃动物内脏，不喝肉汤。动物内脏富含嘌呤，尤其动物肝、肾，会增加痛风风险。痛风患者应远离熘肝尖儿、炒腰花之类的食物。嘌呤有着溶于水的特性，因此肉汤里含有大量的嘌呤，不建议痛风患者喝肉汤。

最后，海鲜可以吃，但要有选择。一要选择种类，二要选择数量。

痛风患者应避免摄入富含嘌呤的海鲜，适当摄入嘌呤含量中等的海鲜。具体可参考表 6－12。

表 6－12　食材嘌呤含量分类表

食物类别	低嘌呤食物品种	中嘌呤食物品种	高嘌呤食物品种
主食类	红薯、小米、玉米、高粱、芋头、米粉、小麦、淀粉、通心粉、面粉、糯米、大米、面条、糙米、麦片、薏米、燕麦	红豆、豆腐、豆腐干、绿豆、黄豆、黑豆	—
肉奶蛋类	牛奶、鸡蛋、鸭蛋、猪血、猪皮	火腿、猪心、猪脑、牛肚、鸽子、牛肉、兔肉、羊肉、鸭肠、瘦猪肉、鸡心、猪肚、猪腰、鸡胸肉	鸭肉、猪肝、牛肝、猪肠、鸡肝、鸭肝
水产类	海参、海蜇皮	金枪鱼、鱼丸、鲑鱼、鲈鱼、螃蟹、墨鱼、鳕鱼、鱼翅、鲍鱼、鳗鱼、大比目鱼、刀鱼、鲫鱼、鲤鱼、海虾、草鱼	草虾、鱿鱼、鲳鱼、牡蛎、三文鱼、沙丁鱼、秋刀鱼、干贝、带鱼
蔬菜类	荸荠、冬瓜、南瓜、洋葱、土豆、番茄、姜、萝卜、苋菜、青椒、蒜头、黑木耳、胡萝卜、圆白菜、苦瓜、丝瓜、荠菜、芹菜、白菜、菠菜、辣椒、茄子、小黄瓜、生菜、韭黄、空心菜、芥蓝菜、韭菜、蘑菇、四季豆、油菜、茼蒿、大葱	笋干、花豆、菜豆、金针菇、海带、银耳	绿豆芽、香菇、紫菜、黄豆芽、芦笋、豆苗菜

食物类别	低嘌呤食物品种	中嘌呤食物品种	高嘌呤食物品种
水果 干果类	杏子、石榴、菠萝、葡萄、苹果、梨、西瓜、香蕉、桃子、枇杷、木瓜、芒果、橙子、橘子、柠檬、哈密瓜、小番茄、樱桃、杏仁、枸杞、栗子、莲子	腰果、花生、干葵花籽	—
其他类	蜂蜜、醋、粉丝	黑芝麻、白芝麻	鸡肉汤、鸡精、肉汁、火锅汤、鱼汤、麦芽、发芽豆类

三、一日食谱举例

食谱制定应尊重患者的饮食习惯，在个人文化和生活方式偏好的基础上满足其营养需求，以提高患者的营养治疗顺从性，从而达到预防和治疗高尿酸血症及痛风的目的（表6-13）。

表6-13　高尿酸血症患者一日食谱（2 050 kcal）

餐次	菜肴名称	食材及数量
早餐	紫米红枣粥	紫米5 g，粳米10 g，红枣10 g，花生5 g
	鸡蛋煎馒头	鸡蛋50 g，面粉55 g
	牛奶燕麦	牛奶300 mL，燕麦10 g
早点	葡萄	葡萄110 g
	坚果	开心果15 g
午餐	苦荞饭	粳米55 g，苦荞10 g
	茼蒿炒香干	茼蒿80 g，香干20 g

续　表

餐次	菜肴名称	食材及数量
	番茄鱼块	草鱼块 40 g，番茄 80 g
	三色笋丝	莴笋 70 g，山药 25 g，胡萝卜 30 g
午点	奇异果	奇异果 150 g
晚餐	杂粮饭	大米 40 g，小米 10 g，玉米粒 30 g，燕麦米 15 g
	青椒牛肉	牛肉 40 g，红黄彩椒各 25 g
	地三鲜	茄子 65 g，土豆 30 g，青椒 25 g
全天用油控制在 25～30 g，用盐不超过 6 g		

第七节　癌症与膳食营养

引言：

从某种意义上讲，绝大多数癌症都是老年病，是人体自然老化过程中基因突变的产物，因此癌症作为内源性疾病，不可能消失。攻克癌症的任务不是彻底消灭它，而是把它变成可控的慢性疾病。然而，现代社会人们生活压力比较大，生活作息不规律，癌症呈现出越来越年轻化的趋势。

癌症的形成因素是多方面的，包括遗传、环境、饮食等，而科学饮食无疑是预防癌症的一个重要方法。超重和肥胖与多种类型的癌症相关，如食道癌、结肠直肠癌、乳腺癌、子宫内膜癌和肾癌。饮食中水果和蔬菜含量高可能对抵抗多种癌症起到保护作用，相反，过量食用红肉和腌制肉类可能会增加患结肠直肠癌的风险。

一、防癌与致癌：饮食是把"双刃剑"

癌症已成为危害人类健康和生命的重大公共卫生问题。国际癌症研究中心数据显示，2018 年全球癌症新发将近 1 810 万例，死亡将近 960 万人。从全球来看，近 1/6 的死亡由癌症造成，且近 70% 的癌症死亡发生在中低收入国家。癌症对健康和经济影响很大，给患者、家庭、社会和政府带来了重大挑战。

　　世界卫生组织指出，大约 1/3 的癌症死亡源自 5 种主要行为和膳食危险因素：高 BMI、水果和蔬菜摄入量低、缺乏身体活动、使用烟草以及过量饮酒。因此，预防癌症是 21 世纪最重要的公共卫生挑战之一，通过改善个人体重、生活方式和膳食因素来预防癌症就显得尤为重要。膳食因素对癌症的影响是一把"双刃剑"，既可能起到预防或延迟癌症发生与发展的"正"性作用，也可能起导致癌症发生或加速其恶化的"负"性作用。正负之间的转向取决于饮食习惯、营养素摄入的多少以及营养素之间是否平衡（图 6-1）。

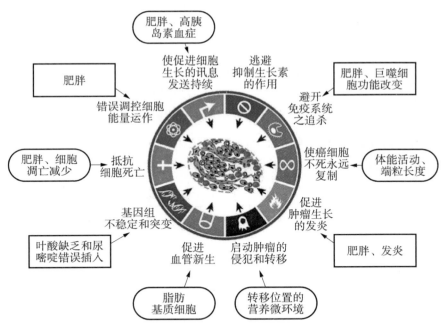

引自：世界癌症研究基金会和美国癌症研究所发布的《膳食、营养、身体活动与癌症：全球视角（第三版）》。

图 6-1　营养、体能活动与癌症的特点

（一）肿瘤的分类

肿瘤的良性、恶性之分，一般以肿瘤的特性及其对机体的影响和危害性为依据。良性肿瘤是指机体内某些组织的细胞发生异常增殖，呈膨胀性生长。从组织来源来看，起源于原始间叶细胞的恶性肿瘤称为肉瘤，如淋巴肉瘤、平滑肌肉瘤、骨肉瘤等；起源于上皮细胞的恶性肿瘤称为癌，约占所有恶性肿瘤的90%以上，如肺癌、胃癌、肝癌、乳腺癌、结肠癌等。

（二）癌症的影响因素

癌症的发生是多因素、多阶段、多效应综合的结果，它既受到外部环境因素的影响，也受到机体内部因素如遗传因素、精神心理因素的影响。虽然环境因素是肿瘤发生的始动因素，但个体的自身因素如遗传特质、年龄、性别、免疫和营养状况等，在肿瘤的发生和发展过程中也具有重要作用。在同样的环境下，有的人发生肿瘤，有的人不发生肿瘤，这表明癌症是环境因素和遗传因素共同作用的结果。不合理的行为和饮食如 BMI 值高、水果和蔬菜摄入量低、缺乏身体活动、使用烟草以及过量饮酒，是导致癌症死亡的重要原因（表 6 - 14）。

表 6 - 14　常见的癌症及其保护因素与危险因素

类型	保护因素	危险因素
肺癌	蔬菜，水果，含有维生素 A、β 胡萝卜素或类胡萝卜素的食物，含有维生素 C 的食物，含异黄酮的食物，身体活动等	含砷饮用水，大剂量 β-胡萝卜素补充剂，吸烟（包括二手烟），红肉，加工肉制品；饮酒，久坐，既往肺部疾病；职业暴露（石棉、结晶二氧化硅、氡、多环芳烃和重金属的混合物）等
鼻咽癌	蔬菜等	种族易感性，遗传因素及 EB 病毒感染等

类型	保护因素	危险因素
口腔、咽喉癌	咖啡，非淀粉类蔬菜，健康膳食模式等	超重或肥胖，饮酒，热饮，吸烟，咀嚼烟草和鼻烟，人乳头瘤病毒（HPV）感染，石棉等
食管癌	蔬菜，水果，身体活动，健康膳食模式等	超重或肥胖，饮酒，热饮，加工肉类，吸烟，人乳头瘤病毒（HPV）感染等
胃癌	蔬菜，水果，茶等	超重或肥胖，饮酒，盐腌制食品，烧烤肉类和鱼类，食用加工肉类，低水果摄入，吸烟，幽门螺杆菌感染，工业化学品暴露等
结肠癌	全谷物，蔬菜，水果，含膳食纤维的食物，乳制品，坚果，钙补充剂，鱼类，含维生素 C 食物，维生素 D，多维生素补充剂，健康膳食模式等	红肉，加工肉类，饮酒，蔬菜或水果摄入不足，超重肥胖，久坐等
胰腺癌	水果，健康膳食模式等	身体肥胖，红肉，加工肉，酒精饮料（重饮），含有果糖的食品和饮料，含有饱和脂肪酸的食品，吸烟，家族遗传史等
前列腺癌	身体活动等	超重或肥胖，高钙饮食，低血浆 α-生育酚浓度（维生素 E），低血浆（血）硒浓度等
乳腺癌	身体活动，含类胡萝卜素食物，高钙饮食	摄入酒精等

二、预防癌症的建议

世界癌症研究基金及美国癌症研究所提出了以下几点建议：

第一，维持健康的体重。将你的体重维持在健康的范围内。身体较肥胖是多种癌症的成因。

第二，多做体能活动。将多做体能活动作为日常生活的一部分，多走路并减少坐着的时间。

第三，食用全谷物、蔬菜、水果和豆类食物。证据表明，摄入膳食纤维有助于预防肠癌，避免体重超重和肥胖。

第四，限制食用快餐和其他高脂肪、高淀粉或高糖的加工食物。食用这类食物是导致体重增加、超重和肥胖的成因。

第五，限制食用红肉和加工肉类。不要进食过量的红肉，如牛肉、猪肉和羊肉，尽量少吃加工肉类。

第六，限制饮用加糖调味饮料。多喝水，少喝含糖饮料。

第七，限制饮酒。饮用酒精是多种癌症的成因。

第八，不要依赖使用补充剂来预防癌症。最好通过饮食来满足所需营养目标。

第九，如果可以，提倡母乳喂养。

第七章 家庭四季食补养生膳

第一节　春季饮食原则与食谱指导

春季是万物生长的季节，人体春季饮食调养应遵循"春夏养阳"的原则，饮食应以辛温、甘甜、清淡为主。中医认为，"春季养生当需食补"。我们必须根据春天人体阳气逐渐生发的特点，选择平补、清补的饮食，以免适得其反。

一、春季饮食原则

（一）保持清淡均衡饮食

春季人体新陈代谢开始旺盛，应避免吃油腻生冷食物。早春时节，天气由寒转暖，人体饮食需要保证热量的摄入，可适当食用黄豆、花生、核桃和芝麻等食物。

（二）保证水分的摄入量

春季气候干燥，要保证每天至少 1 500 mL 的饮水量或者适当摄入一些含水量较高的食物。此外，通过进食一些富含膳食纤维的食物如粗粮、蔬菜水果等可以延长食物中的水分在胃肠道内的停留时间。

（三）补充优质蛋白质

早春时天气还比较冷，应多补充一些富含优质蛋白质的食物，如鸡蛋、鱼、豆制品等。

（四）摄取足量的维生素和无机盐

春季气温转暖，微生物大量繁殖，易生病。人们应多吃新鲜蔬菜和水果，适当进食大枣、蜂蜜等，以补充足量的维生素、矿物质和无机盐，增强机体的抵抗力。

二、春季食谱指导

根据前面食谱编制的原则及方法，我们在制定春季食谱时应考虑到食材选择的多样性、烹调方式等诸多因素。食谱包含一日三餐中的主食、大荤、半荤半素、蔬菜、汤品及点心等类别（表7-1）。在实际烹饪中可根据需要灵活选取搭配。

表7-1　春季饮食一周食谱（不定量）

餐次	食物类别	周一	周二	周三	周四	周五	周六	周日
早餐	主食	紫薯包	全麦三明治	田野双菜包	三味烧卖	豆沙包	低糖清蛋糕	杂粮馒头
	蛋类	煮鸡蛋	秋葵蒸蛋	厚烧蛋	蒸蛋	鹌鹑蛋	炒蛋	水煎蛋
	奶类	牛奶	牛奶	牛奶	牛奶	牛奶	牛奶	牛奶
	蔬菜	凉拌黄瓜	清炒豌豆尖	芝麻酱拌莜麦菜	凉拌豌豆尖	番茄炒蛋	清炒芦笋	双菇西蓝花
午餐或晚餐	主食	杂粮饭	杂粮饭	杂粮饭	杂粮饭	杂粮饭	杂粮饭	杂粮饭
	大荤	芦笋牛肉	鲜虾西蓝花	茄汁烧鱼块	山药鲜肉狮子头	日式照烧鸡	南瓜炖小排	清蒸比目鱼
	半荤半素	洋葱山药肉片	茼蒿香干肉丝	莴笋牛肉丝	虾仁茉莉滑蛋	三椒炒鱼丝	松仁卤蛋牛肉丝	凤梨虾球
	蔬菜	碧玉豌豆仁	油焖春笋	荷兰豆白玉菇	蒜香生菜	双菇花菜	青椒银芽豆腐丝	香菇油菜
	汤品	腌笃鲜	荠菜豆腐羹	菠菜肉丸汤	什锦蔬菜汤	豆腐鸭血汤	竹笋花生鸡汤	虫草芸豆鸡汤
	点心	芡实小米粥	薏米粥	牛奶水果燕麦粥	小米粥	酒酿蛋花圆子羹	红枣银耳羹	香菇鸡肉粥

第二节　夏季饮食原则与食谱指导

立夏后人体阳气渐趋于外，新陈代谢旺盛，出汗较多，人体的胃肠消化能力减弱，食欲有所下降，但身体对营养的消耗却很大。此时，饮食应以健脾、祛暑、化湿为原则。

一、夏季饮食原则

（一）摄取足量的蛋白质

由于夏季出汗较多，人体会损失大量的水分和营养物质。因此，夏季的饭菜要营养丰富，以清淡温热为主，经常吃一些鸡、鸭、瘦肉、豆类等蛋白质含量多的食物，少吃羊肉、牛肉等热性食物。

（二）多食蔬菜，瓜果要适量

蔬菜可以补充人体所需的多种维生素和矿物质，起到一定的降血压、降血脂、降血糖等作用，所以夏季应多食蔬菜。水果可以提供丰富的水分、维生素 C 和膳食纤维，但是水果中又含有很多单糖物质，因此应适量摄入。

（三）多食茶饮，补充水分

夏季天热，温度高，出汗较多，应多喝些温开水、淡茶水或豆浆、牛奶、绿豆汤、蔬菜汤、酸梅汤、菊花茶、金银花茶等消暑饮品。

（四）多食凉性蔬菜，清心清热祛暑

中医认为凉性蔬菜可以生津止渴、除烦解暑、清热泻火、排毒通便，因此夏季应多吃些凉性蔬菜，如苦瓜、黄瓜、番茄、茄子、芹菜、生菜、芦笋、冬瓜等。

（五）健脾除湿

夏天湿热，容易脾虚，因此最好少食过于寒凉的食物，否则会令脾胃受伤，助长"内湿"，不利于健康。建议每周吃 1～2 次赤小豆排骨汤、红豆薏仁粥，改善脾虚导致的精神疲倦、食欲不振等。

（六）注意饮食卫生

夏季天气炎热，食物容易变质，因此一定要注意食材的安全和卫生，在采购、贮存、加工过程中都要严格注意食材的新鲜度和卫生情况。

二、夏季食谱指导

根据前面食谱编制的原则及方法，我们在制定夏季食谱时应考虑到食材选择的多样性、烹调方式等诸多因素。食谱包含一日三餐中的主食、大荤、半荤半素、蔬菜、汤品及点心等类别（表 7－2）。在实际烹饪中可根据需要灵活选取搭配。

表 7－2　夏季饮食一周食谱（不定量）

餐次	食物类别	周一	周二	周三	周四	周五	周六	周日
早餐	主食	豆沙包	黄小米饭	小葱拌面	鲜肉包	肉松卷	排骨青菜粥	紫米糕
	蛋类	煮鸡蛋	秋葵蒸蛋	厚烧蛋	蒸蛋	鹌鹑蛋	炒蛋	水煎蛋

续　表

餐次	食物类别	周一	周二	周三	周四	周五	周六	周日
	奶类	牛奶	牛奶	牛奶	牛奶	牛奶	牛奶	牛奶
	蔬菜	凉拌黄瓜	炒三丁	芝麻酱拌莜麦菜	凉拌豌豆尖	番茄炒蛋	海带拌杏仁	双菇西蓝花
午餐或晚餐	主食	杂粮饭	杂粮饭	杂粮饭	杂粮饭	杂粮饭	杂粮饭	杂粮饭
	大荤	鲜笋玫瑰焗鸭	五彩炒虾仁	蜜豆银牙炒牛肉	豆豉鸡块	百合莲子柠檬鱼	清蒸三鲜肉圆	元宝基围虾
	半荤半素	蚝油菌菇肉片	荷塘荚白肉丝	银鱼蛋羹	甜椒腰豆炒鱼片	芹菜肉丝	黑椒韭菜炒鳝丝	山药泥卷蛋
	蔬菜	双菇烩白菜	木耳豆腐	酸甜莴笋	瓜苗炒银芽	香蕉松子酿苦瓜	豇豆杭菊炖豆腐	西芹炒百合
	汤品	玉米山药羹	笋干老鸭汤	罗宋汤	三色虾皮冬瓜汤	香菜粉皮鱼汤	苦瓜黄豆排骨汤	番茄菌菇汤
	点心	绿豆百合粥	紫薯香梨羹	橙子烧芋艿	栀子花茯苓豌豆糕	豌豆碎肉粥	花生大豆奶	红豆小圆子

209

第三节　秋季饮食原则与食谱指导

中医养生强调"秋冬养阴"，即秋季万物开始敛藏，养生者宜顺时而养，需护藏阴精，使精气内聚，以润养五脏，再加上秋季雨水减少，空气干燥，容易使人产生一系列的燥症，因此秋季饮食应以清热润燥，平补清补为主。

一、秋季饮食原则

（一）滋阴润肺

秋季比较凉燥，因此在饮食的调节上，要多食用清润养阴的食物，多喝汤粥来补充水分。具有清润养阴的食物有莲藕、芡实、荸荠、芝麻、雪梨、银耳、芋头、萝卜、蟹味菇等。干燥的秋天容易使人出现肺部疾病，因此在饮食上可选用梨、冰糖、银耳、沙参、鸭子等养阴生津的食物。

（二）平衡饮食

秋季饮食同样要注意选择营养素密度高且容易消化的食物，保证一定量的水产品、牛奶、豆制品、蔬果的摄入，均有助于增强体质，预防疾病的发生。

（三）清淡温和

秋季饮食宜"少辛多酸"，即少食葱、姜、蒜、辣椒等辛辣刺激食物，多吃一些酸味水果，如苹果、石榴、葡萄、芒果、柚子、柠檬、山楂等，但秋季气候渐冷，瓜果也不宜多食，以免损伤脾胃阳气。

（四）注意慢性病的发作

秋季随着气温的下降，要预防一些慢性病的发生，如高血压、慢性支气管炎等。在饮食中宜多吃一些梨、萝卜、银耳、百合等具有清肺化痰作用的食物，适量摄入芹菜、韭菜、山芋等富含膳食纤维的蔬菜。

二、秋季食谱指导

根据前面食谱编制的原则及方法，我们在制定秋季食谱时应考虑到食材选择的多样性、烹调方式等诸多因素。食谱包含一日三餐中的主食、大荤、半荤半素、蔬菜、汤品及点心等类别（表7-3）。在实际烹饪中可根据需要灵活选取搭配。

表7-3　秋季饮食一周食谱（不定量）

餐次	食物类别	周一	周二	周三	周四	周五	周六	周日
早餐	主食	荠菜烧卖	桂花小米糕	杂粮面点	荸荠粳米粥	肉松卷	蜜汁叉烧包	苔条饭团
	蛋类	水煮蛋	木耳水铺蛋	卤鹌鹑蛋	桂花荷包蛋	番茄炒蛋	青椒末煎鸡蛋	海蛎子蒸鸡蛋
	奶类	牛奶	牛奶	牛奶	牛奶	牛奶	牛奶	牛奶
	蔬菜	双花草菇炒胡萝卜	麻酱莜麦菜	清炒空心菜	蒜香莜麦菜	紫甘蓝拌木耳	凉拌三丝	炒三丁
午餐或晚餐	主食	杂粮饭	杂粮饭	杂粮饭	杂粮饭	杂粮饭	杂粮饭	杂粮饭
	大荤	清炒虾仁	梅子莲藕蒸排骨	红烧牛腩	藕夹肉	菠萝茄汁鸡块	黑椒蟹柳鸡柳	红焖栗子鸡翅

餐次	食物类别	周一	周二	周三	周四	周五	周六	周日
	半荤半素	丝瓜炒蛋	肉糜茄子	荸荠玉菇茄盒	香菜小素鸡	山药木耳肉片	杭白菜香菇炒百叶丝	茼蒿菜肉丝
	蔬菜	荷塘小炒藕片	木耳烩豆腐	素炒杂蔬豆皮	香酥秋葵	蒜泥西蓝花	香菇菜心	青椒木耳炒菱角
	汤品	豆腐紫菜汤	赤豆鲫鱼汤	玉米山药羹	枸杞莲子鸡汤	芋艿鸭块汤	太子参鹌鹑汤	山药木耳豆腐贡丸汤
	点心	红豆小圆子	香芋西米露	香芒夹心椰汁糕	南瓜百合羹	粟米山药粥	山药雪梨糯米粥	香芋桂圆小米粥

第四节　冬季饮食原则与食谱指导

随着冬季气温逐渐变冷，人体的新陈代谢活动也明显减少。因此，合理地调整饮食，保证人体必需营养素的充足，是提高耐寒能力和免疫功能的必要保障。

一、冬季饮食原则

中医认为，冬季最宜食用滋阴潜阳、热量相对较高的食物。冬季饮食养生的基本原则应以"藏热量"为主，宜多食羊肉、牛肉、乌骨鸡、海参、黑豆、萝卜、栗子、白薯等。

（一）补充足够的热能、蛋白质

冬季宜食用富含蛋白质并且易于消化的食物，如糙米、玉米、小麦、黑豆、豌豆等豆类；生姜、韭菜、大蒜、萝卜、花菜、木耳等蔬菜；羊肉、牛肉、鸡肉、鲤鱼、鲢鱼、带鱼、虾等动物性食物。

（二）摄取丰富的维生素和无机盐

寒冷的冬季使各种营养素的消耗量均有不同程度的增加。冬季绿叶菜相对较少，可适当吃些薯类，如甘薯、马铃薯等补充维生素。此外，大白菜、胡萝卜、黄豆芽、绿豆芽等蔬菜中的维生素含量也比较丰富。冬季人体尿量增多，使得无机盐随尿液排出的量也增多，因此应及时予以补充，可多吃些富含钙、铁、钠、钾等食物，如虾米、虾皮、芝麻酱、猪肝等。

（三）适宜进补

冬季是最佳的进补季节。因此，冬季应适当地进补一些滋补作用较强、易于消化吸收的食物，如核桃、山药、鳖、桂圆、食用菌、海参等。

二、冬季食谱指导

根据前面食谱编制的原则及方法，我们在制定冬季食谱时应考虑到食材选择的多样性、烹调方式等诸多因素。食谱包含一日三餐中的主食、大荤、半荤半素、蔬菜、汤品及点心等类别（表7-4）。在实际烹饪中可根据需要灵活选取搭配。

表7-4 冬季饮食一周食谱（不定量）

餐次	食物类别	周一	周二	周三	周四	周五	周六	周日
早餐	主食	肉丝香菇粥	菠菜鸡蛋面	核桃花卷	紫薯小米糕	双色花卷	椰蓉早餐包	鲜肉馄饨
	蛋类	番茄炒鸡蛋	白煮蛋	荷包蛋	香菇炖蛋	黄瓜炒鸭蛋	厚烧蛋	煎鸡蛋
	奶类	牛奶	牛奶	牛奶	牛奶	牛奶	牛奶	牛奶
	蔬菜	素炒杂蔬豆皮	蚝油杏鲍菇	多彩豆皮卷	醋熘娃娃菜	韭菜红椒炒豆芽	清炒西葫芦	葱油菌菇南瓜
午餐或晚餐	主食	杂粮饭	杂粮饭	杂粮饭	杂粮饭	杂粮饭	杂粮饭	杂粮饭
	大荤	双笋虾仁	洋葱牛肉丝	羊肉焖萝卜	茄汁鱼片	南瓜粉蒸肉	清蒸鲈鱼	萝卜丝烩海参
	半荤半素	冬笋里脊丝	山药木耳肉片	萝卜丸子	咸肉茨菇	大蒜红椒炒香干	蒜薹炒肉	冬瓜炒肉丝
	蔬菜	胡萝卜香干	塌菜冬笋	梅干菜焖豇豆	香菇杭白菜	蒜蓉芥兰段	香菇青菜	白菜炖豆腐

续　表

餐次	食物类别	周一	周二	周三	周四	周五	周六	周日
	汤品	黑豆番茄牛腩汤	虫草乌鸡汤	羊肉冬瓜汤	菠菜猪肝汤	玉米党参小排汤	鸭血豆腐汤	罗宋汤
	点心	藜麦南瓜奶昔	芝麻核桃羹	荸荠薏米羹	双皮奶	红豆发糕	山楂赤豆粥	蛋挞

第八章 家庭营养管理和健康教育

第一节　家庭营养管理

引言：

《中国居民膳食指南》的实践和应用，是真正将营养与健康科学知识转化为平衡膳食模式的重要途径。设计平衡食谱，自我管理一日三餐，了解并实践"多吃"的食物，了解并控制"少吃"的食物，能够优化个人膳食和生活方式，逐步实现健康生活。

膳食日记可以帮助我们重新审视自己的饮食结构、食物搭配和进食量是否符合健康的饮食习惯，也可以帮助我们观察家人的饮食情况，尤其对患有慢性营养性疾病的患者有重要作用。通过记录，我们可以辨别家人的饮食是否有问题，问题何在，从而有针对性地进行改善。

家庭是实现家庭成员营养管理的场所。随着我国国民整体文化水平和科技素养的日渐提高，家庭营养管理的作用将会变得越来越重要。遵从健康生活方式是家庭营养管理最重要的内容，更是营养预防的核心内容[①]。

---

① 石汉平，李增宁，等．营养管理新模式——HCH［J］．肿瘤代谢与营养电子杂志，2015，2（03）：23—26．

一、膳食食谱实践方案

（一）设计和计划膳食

设计家庭一日三餐的基本原则有：食物种类和数量能满足一家营养需要；是全家喜爱的食物和菜肴，价格适宜；烹饪用时较短，且最大限度保留营养不损失。膳食设计主要包括五个步骤：第一步，确定膳食营养目标；第二步，确定和选择食物；第三步，确定食物用量；第四步，合理烹调，清淡饮食，养成习惯；第五步，确认和核查。

（二）设计食谱应考虑的因素

在设计食谱时，我们应充分考虑食材获取、调味料使用、烹调方法、烹饪器具及原料成本等因素。

1. 食材

食材选择要多样，每天 12 种以上，尽量做到每天都不重样，一周食材的种类要达到 25 种以上。建议三餐都选用粗细搭配的主食，餐餐都有数量充足的蔬菜，尤其是深色蔬菜，适当摄入牛奶。食材的选择应根据当地食物品种和生成情况。

2. 调味料

调味品的使用要践行"三减"（减盐、减油、减糖）的原则，要注意到调味品所含的能量及油盐糖的含量，特别要关注食谱中盐的总量。

3. 烹饪方法

烹饪方法既要保留食材的营养，又要保证口味的丰富，可以对一些常见菜品的烹饪方式进行改良。例如，在烹饪番茄炒蛋时，常规操作会使用大量的油和糖，但是如果把炒鸡蛋的方法改良为水滑法，糖的使用减少 2/3，用番茄沙司补充口味的欠缺，就会大大降低此菜肴糖油的使用量；地三鲜经过操作方法改版，茄子由原先的炸制改良为蒸，能够有效减少油脂的摄入。

4. 烹调器具

蒸、焖、炖、煮、煨等烹调方法，保留营养较多，更有益健康。使用蒸汽能够烹制出清爽鲜嫩的清蒸菜肴，砂锅炖煮也可以让菜肴软嫩适中，适合食用。

5. 原料成本

膳食设计时要根据市场供应情况，尽可能选用当地时鲜品种，保证食物新鲜。同时根据经济条件，在满足营养需求的前提下选择食物品种。

二、设计家庭成员的膳食方案

按照家庭成员对营养素的不同要求制定食谱方案。方案需要包括食物选择、用量建议和重要提示。这个方案能够帮助个人按照膳食指南的推荐要求，实现平衡膳食、食物多样、合理运动的目的。通过制定膳食方案，对每一餐、每一天的膳食进行合理搭配，并养成长期的健康饮食习惯，个人能够更好地保障人体营养，践行健康生活的理念。

下面的膳食日记表格有助于我们对一日进食量和膳食质量进行评估（表8-1）。我们可以根据自己的身体状况相应地调整食谱结构。

表8-1　膳食日记表格

身高：	体重：		BMI值：	劳动强度：	
食物类别	营养提示	食用量（g）	推荐量（g）（如1800 kcal推荐如下）	食用种类数	推荐种类数
谷薯、杂豆类	选择1/3的全谷类及杂豆食物	谷类（　　）	谷物225	（　　）	不少于3种
		全谷物/杂豆（　　）	全谷物/杂豆75		
		薯类（　　）	薯类50		

食物类别	营养提示	食用量（g）	推荐量（g）（如1800 kcal推荐如下）	食用种类数	推荐种类数
蔬菜水果类	深色蔬菜最好占到1/2以上	蔬菜（　） 水果（　）	蔬菜400 水果200	（　）	不少于4种
畜禽鱼蛋类	优先选择鱼和禽，吃瘦肉，鸡蛋不丢弃蛋黄	禽畜肉（　） 水产品（　） 蛋类（　）	禽畜肉50 水产品50 蛋类40	（　）	不少于3种
乳制品、豆制品、坚果类	每天喝奶，经常吃豆制品，适量吃坚果	乳制品（　） 豆制品（　） 坚果（　）	乳制品300 大豆15 坚果10	（　）	不少于2种
油盐	清淡饮食，少吃高盐和油炸食品	油（　） 盐（　）	油25 盐<6	（　）	不少于2种
饮水量	主动足量饮水，每天7~8杯白开水				
今天运动量	每天运动，每天最好至少进行30分钟中等强度的运动				

自我评价：很好　一般　不太好

改善措施：

第二节　家庭营养健康教育

引言：

据统计，部分人群仍未掌握膳食指南、膳食宝塔、控盐控油等基础性知识，未认识到食品安全与营养对健康的重要作用，不愿意接受食品安全与营养相关知识，并且接受营养指导的意愿受到其他因素（如经济因素）影响较大。

知识和认识的不足直接影响着人们的营养和健康水平。健康教育"知信行"理论指出，只有当人们了解有关的健康知识，建立起积极、正确的信念与态度，才有可能主动地形成有益于健康的行为，改变危害健康的行为。

营养教育是提高营养知识，指导人们科学合理地选择平衡膳食及建立良好饮食习惯的重要途径，是改善各类人群营养状况的有效方法。

一、普通预包装食品标签解读

对于消费者来说，食品标签一方面有助于人们了解食品信息，科学选购食品；另一方面还能保护我们的知情权，侧面引导企业生产更多符合营养健康要求的食品。在选购食品时，应学会阅读食品标签，挑选适合自己的预包装食品。

（一）食物营养标签的含义

绝大多数的食品包装后面或侧面会有很多的文字和图表。这些文字和图表统称为食物营养标签。生产日期、保质期、贮存条件和产品标准号、配料表、营养成分表等都属于食物营养标签的范畴。

（二）配料表的解读

食品的配料表里主要包括食品在加工制作过程中所使用的所有原料、辅料等。食品中所使用的食品添加剂也要在配料表中如实写出来。因此，通过阅读食品的配料表，我们就能知道食品所包含的物质。另外，配料表上列出的各种成分一般都是按照含量从高到低来排列的。

（三）营养成分表的解读

《预包装食品营养标签通则》（GB28050－2011）要求预包装食品生产企业在营养标签上标示包括能量和蛋白质、脂肪、碳水化合物、钠四种核心营养素的含量值（"1＋4"）及其占营养素参考值（NRV）的百分比（表8－2）。这为消费者了解该食品的宏观营养素含量提供了便利。

表8－2　营养成分表

项目	每100 g 或100 mL 或每份	营养素参考值％或 NRV％
能量	千焦（kJ）	％
蛋白质	克（g）	％
脂肪	克（g）	％
——饱和脂肪	克（g）	％

续　表

项目	每 100 g 或 100 mL 或每份	营养素参考值%或 NRV%
胆固醇	毫克（mg）	％
碳水化合物	克（g）	％
——糖	克（g）	％
钠	毫克（mg）	％
维生素 A	微克视黄醇当量（μgRE）	％
钙	毫克（mg）	％

第一列：能量和四大核心营养素必不可少。四大营养素指蛋白质、脂肪、碳水化合物和钠。还可以标示饱和脂肪（酸）、胆固醇、糖、膳食纤维、维生素和矿物质等。食品配料含有或生产过程中使用了氢化和（或）部分氢化油脂，在营养成分表中应当标示出反式脂肪（酸）的含量。

第二列：表示每 100 g 或每 100 mL 或每份产品对应各项目的含量。营养成分表里标示的营养成分含量，一般是以每 100 g 或每 100 mL 里有多少来看的。个别情况是以每份含有多少来看的。美国主要按照每份食物的参考量来标示，这样可以更加真实地反映消费者的饮食习惯和实际消费情况。

第三列：NRV％表示所含营养成分占每日营养素参考值的百分比。营养素参考值（NRV）是"中国食品标签营养素参考值"的简称，是专用于食品标签的、比较食品营养成分含量多少的参考标准。我国营养学会曾根据营养调查资料和中国膳食特点，以预防慢性疾病为目标，为我国居民制定了一套每日膳食营养素参考摄入标准。根据这套标准，我们就能知道某种营养我们每天需要摄入的平均目标值是多少。而NRV％的作用就是提示我们，我们吃掉的食品中某类营养占我们每日所需摄入目标值的百分比。

最后总结一下，在挑选食品时，我们应该注意以下信息：

首先，在挑选食品时，要注意保质期、生产日期及保存条件。

其次，要阅读配料表和营养成分表，尽量选择高营养价值配料排列位置比较靠前的食品，这说明食品的营养价值比较高。特别要注意的是，我们要关注营养成分表中能量、蛋白质、脂肪、钠、糖的含量。这也是患有慢性病的人群需要特殊关注的。

最后，关注食品添加剂的种类。添加剂种类太多的食品还是尽量少吃。

随着我们对健康与食物营养的关注度不断提升，不久以后食品包装会增加饱和脂肪、糖、维生素 A 和钙等营养素的强制标示，我国的预包装食品标签也会达到"1＋8"的强制标示营养素数量。相信在营养标签的管理与助力下，食品企业将会承担更多的健康责任，通过深度的科研与技术提升为消费者提供更健康、营养标签"更好看"的食品。

二、保健食品的鉴别与选购

一些保健品的宣传口号迎合了消费者的心理，尤其是老年人群的心理。随着人口老龄化进程加快，空巢或独居老人增多，老年人往往认知能力弱、信息不对称，再加上身体机能下降，很多人因为各种老年慢性病而备受煎熬，容易被一些鼓吹包治百病的药所蒙骗。

中国保健协会的调查数据显示，目前我国每年保健品的销售额约2 000亿元，其中老年人消费占了50％以上。调查显示，超过65％的老年人使用过保健品。一般情况下，保健品主要包括四类：保健食品、保健用品、保健器械和特殊化妆品。其中，保健食品是保健品当中重要的组成部分。

（一）保健食品的含义

保健食品其实就是"膳食补充剂"或"健康辅助食品"的意思。2005 年我国在实行的《保健食品注册管理办法（试行）》中将保健食品定义为：保健食品是指声称具有特定保健功能或者以补充维生素、矿物质为目的的食品，即适宜于特定人群食用，具有调节机体功能，不以治疗疾病为目的，并且对人体不产生任何急性、亚急性或者慢性危害的食品。

（二）保健食品的特定保健功能

目前，监管部门依法批准注册的保健食品的保健功能主要有 27 类，保健食品生产经营者应严格按照注册或备案的保健功能进行标签标识和宣传表述。比如维生素、矿物质、氨基酸、抗氧化剂等类型的膳食补充剂，的确是人体需要的营养成分。它们的意义在于：如果你不能做到饮食全面均衡，进而导致某些微量营养成分缺乏，那么补充这些东西确实有助健康。

然而，现实中很多企业刻意夸大保健食品的功效，虚假宣传各种作用，使得保健食品市场鱼龙混杂。为此，国家市场监督管理总局整理了市场上针对监管部门批准的 27 类保健功能的虚假宣传表述（表 8-3）。

表 8-3　常见的保健食品功能虚假宣传表述

序号	允许声称的保健功能	常见虚假宣传表述
1	增强免疫力	防癌；抗癌；对放化疗有辅助作用等
2	辅助降血脂	抗动脉粥样硬化；保护心肌细胞；减肥；防止血液凝固；预防脑出血、脑血栓；预防老年痴呆；降低血液黏度；促进血液循环及消除疲劳等
3	辅助降血糖	可以替代胰岛素等降糖类药物；预防或治疗糖尿病等

序号	允许声称的保健功能	常见虚假宣传表述
4	抗氧化	治疗肿瘤；预防治疗心脑血管等疾病；预防老年痴呆；治疗白内障；延年益寿等
5	辅助改善记忆	提高智力；提高学习专注力；提高考试成绩；缓解脑力疲劳、头昏头晕；预防老年痴呆等
6	缓解视疲劳	治疗近视；预防和治疗白内障、青光眼等
7	促进排铅	吸附并排除各种对人体有害的毒素，如铵盐、重金属等；调节体内酸碱度，恢复身体机能；对抗自由基侵害，排毒养颜等
8	清咽	辅助戒烟；抗雾霾；缓解烟毒、霾毒；对疾病引起的咽喉肿痛有治疗效果，治疗慢性咽炎等
9	辅助降血压	治疗高血压；抗血栓；预防改善老年痴呆症等
10	改善睡眠	缓解大脑衰老、神经损害；可替代安眠药快速入睡；保持皮肤光泽等
11	促进泌乳	治疗乳房胀痛炎症等
12	缓解体力疲劳	提高记忆或学习专注力；提高性功能；预防因疾病引起的身体疲劳；改善缓解脑力疲劳；壮阳等
13	提高缺氧耐受力	可缓解因心脑血管系统障碍或呼吸系统障碍导致的供氧不足；治疗脑缺氧；治疗运动缺氧；补氧等
14	对辐射危害有辅助保护功能	治疗因辐射造成的损伤；抗手机、电脑等电磁辐射等
15	减肥	无须保持健康合理膳食和运动等规律生活习惯，可达到快速减脂、减体重、塑形效果，体重不反弹；预防便秘；可完全替代正常饮食等
16	改善生长发育	增高；改善食欲；促进二次发育；改善记忆等
17	增加骨密度	增高；促进骨骼生长；治疗骨损伤；增强身体强度等
18	改善营养性贫血	调节内分泌失调；养颜美容等

续 表

序号	允许声称的保健功能	常见虚假宣传表述
19	对化学性肝损伤有辅助保护功能	治疗化学性肝损伤；酒前、酒后服用解酒；治疗脂肪肝、肝硬化等
20	祛痤疮	修护受损肌肤；清除黑头；预防长痘；改善各种面部肌肤问题等
21	祛黄褐斑	可根除黄褐斑；提高肌肤自身养护能力；有效抑制并淡化黑色素等
22	改善皮肤水分/油分	抗皮肤衰老、暗黄、色斑；延缓衰老；抑制黑色素等
23		
24	调节肠道菌群	治疗肠道功能紊乱；治疗便秘、腹泻；增强免疫力等
25	促进消化	治疗胃胀、胃痛等
26	通便	治疗便秘等
27	对胃黏膜损伤有辅助保护功能	治疗胃部疾病；对所有程度的胃黏膜损伤均有保护功能；酒前、酒后服用解酒等

备注：虚假宣传表述不仅限于上述常见情形

（图表来源：国家市场监督管理总局官网）

上表中的"治疗肿瘤""治疗高血压""延年益寿"经常被销售人员挂在嘴边进行宣传，甚至还可能宣称某些产品"包治百病"。那么到底该如何选购保健食品？又该怎样鉴别保健品真伪呢？

（三）选购保健食品的"五个注意"

一要注意：保健食品是食品的特殊种类，不能预防疾病，更不能代替药品。

二要注意：保健食品不能代替其他食品，要坚持正常饮食。

三要注意：看食品包装标签上的食品名称（食部）、规格、净含量、生产日期，成分或配料表，生产者的名称、地址、联系方式、保质期，产品标准代号，贮存条件，食品添加剂的通用名称，生产许可证编号等是否清楚齐全。

四要注意：到信誉好、有食品经营许可证、营业执照齐全的正规商场、超市、药店或专卖店选购。购买时要认准我国保健食品专用标志"蓝帽子"，索要并保存好购买票据。

五要注意：若消费者对所购买的保健食品质量安全有质疑，或发现有虚假宣传保健食品功能的，请及时向当地市场监管部门举报，也可拨打12315，相关部门将依法处置。

（四）选购保健食品的"五个警惕"

近年来，有不少老人在购买保健食品时遭到欺骗。这里要提醒大家提高"五个警惕"。

一要警惕："药到病除"，一些非法保健食品广告声称可以治疗某种疾病，常用如"根治""无效退款""无毒副作用"等承诺欺骗、诱导消费者。

二要警惕："健康讲座"，一些不法商家利用"访谈""讲座"等形式，邀请一些假冒专家、教授和老中医开展"养生"讲座，借机兜售保健食品。

三要警惕："免费服务"，一些不法商家通过"赠药""免费试用"等方式组织促销活动，让人在不知不觉中被"洗脑"。

四要警惕："权威证明"，一些非法保健食品广告以国家机关及事业单位、学术机构、行业组织的名义和形象，为产品的功效作说明，以"科学研究发现"为幌子行骗。

五要警惕："专家义诊"，一些不法商家打着"专家""教授"开展免费体检或义诊的旗号，诱骗消费者购买一堆假的"保健食品"。

三、饮食谣言我来辨

中山大学大数据传播实验室推出过一期基于某社交媒体形成的分析报告。报告分析了近两个月内某社交媒体上排名靠前的谣言主题，分别是健康养生、疾病、金钱、人身安全、政治、政策相关、社会秩序、呼吁求救。其中以"养生食品安全"为主题的谣言占到了所有主题的55％。由此可见，在信息爆炸的时代下，伪科学信息更易"乘"着社交媒体的快车肆意传播。

（一）常见饮食谣言误区

1. 危言耸听标题篇

"喝一口就会致癌，最新权威确认……""出大事了，吃下这个必死无疑……""紧急通知家人，某权威机构曝光剧毒食品名单……""千万别再吃这些食品了——毒性赛砒霜……""太可怕了，你还敢吃这种致癌食品……"

一些媒体喜欢用夸张的标题来吸引读者的眼球，无形中放大了危害，甚至捏造了一些谣言。

2. 空穴来风问题跑焦篇

有些报道称"豆制品里含有一种类雌激素——大豆异黄酮，导致儿童性早熟"。但严格来说，这种类雌激素并不同于人体的雌激素，而且通过食物摄入的雌激素，最终能被人体吸收的也是少之又少，所以豆腐、豆浆等豆制品是不会引起儿童早熟的。根据大量的流行病学研究发现，营养过剩导致的肥胖是儿童性早熟的一个主要原因。此外，给孩子盲目进补，比如食用不必要的营养保健食品，对孩子的生长发育来说甚至是有害无益的。

3. 各种"小百科小常识"篇

"鸡蛋豆浆不能一起吃""白萝卜和胡萝卜不能一起吃",在饮食谣言中,"食物相生相克"传播得更为广泛。然而,在营养学和食品安全理论中,并没有"食物相克"之说。一些食物搭配所出现不适反应,很可能是巧合或个别过敏体质或外部环境所致。

(二)如何炼就火眼金睛

面对众多饮食谣言,我们应该怎么办呢?具体可参考以下几点:

首先,保持冷静。以身作则,坚决抵制谣言,积极辟谣。

其次,追问出处。通过追溯谣言的出处来进行判定。

最后,源头把控。平常应多关注一些食品安全与营养的权威网站,要相信科学。

其实,我们还是要多学习,提升自己的健康信息素养,提升健康认知、健康行为和相关健康技能水平等综合能力。

附

录

附录一　常见食物 GI 值表

食物名称	GI	食物名称	GI	食物名称	GI	食物名称	GI
麦芽糖	105.0	葡萄干	64.0	白面包	87.9	山药	51.0
葡萄糖	100.0	芒果	55.0	糙米	87.0	面包	50.0
绵白糖	83.8	芭蕉	53.0	糯米饭	87.0	芋头	47.7
蜂蜜	73.0	猕猴桃	52.0	大米饭	83.2	通心粉	45.0
蔗糖	65.0	香蕉	52.0	烙饼	79.6	黑米粥	42.3
巧克力	49.0	葡萄	43.0	油条	74.9	小麦	41.0
果糖	23.0	柑橘	43.0	马铃薯泥	73.0	面条	37.0
南瓜	75.0	苹果	36.0	苏打饼干	72.0	藕粉	32.6
胡萝卜	71.0	梨	36.0	大米粥	69.4	大麦	25.0
扁豆	38.0	桃子	28.0	玉米面	68.0	稻麸	19.0
鹰嘴豆	33.0	柚子	25.0	马铃薯	62.0	雪魔芋	17.0
豆腐	31.9	李子	24.0	小米粥	61.5		
绿豆	27.2	樱桃	22.0	汉堡包	61.0		
四季豆	27.0	冰激凌	61.0	荞麦面条	59.3		
豆腐干	23.7	酸奶	48.0	玉米	55.0		
黄豆	18.0	酸乳酪	33.0	燕麦麸	55.0		
蚕豆	16.9	脱脂牛奶	32.0	爆米花	55.0		
花生	14.0	牛奶	27.6	荞麦	54.0		
西瓜	72.0	全脂牛奶	27.0	甘薯	54.0		
菠萝	66.0	馒头	88.1	玉米面粥	51.8		

附录二　常见食物 GL 值表

食物名称	GL（每 100 g）	食物名称	GL（每 100 g）	食物名称	GL（每 100 g）
糯米饭	17.8	方便面	7.2	西瓜	9.9
荞麦面包	16.4	苕粉	7.1	香蕉（熟）	8.1
大米饭	16.2	藕粉	6.9	菠萝	6.3
烙饼	14.7	南瓜	5.9	猕猴桃	6.2
苏打饼干	13.7	胡萝卜	5.5	豆奶	4.9
白馒头	13.3	绿豆挂面	5.0	苹果	4.4
小米（煮）	13.3	莲子	5.0	橙子	4.4
全麦面包	12.1	芋头（蒸）	5.0	葡萄	4.3
小麦面条	11.8	山药	4.4	草莓	4.3
冰激凌	11.1	绿豆	3.8	芒果	3.9
马铃薯（煮）	11.0	四季豆	3.3	梨	3.7
汉堡包	10.7	米线	3.2	桃子	3.1
栗子	10.7	马铃薯粉条	2.7	脱脂牛奶	2.6
黄豆挂面	9.8	蚕豆（五香）	2.5	柚子	2.3
寿司	9.6	豆腐干	1.3	酸奶（原味）	2.3
油条	9.4	洋葱	1.2	樱桃	2.2
玉米面粥	9.4	豆腐（冻）	0.8	李子	1.9
荞麦（黄）	9.0	花生	0.4	全脂牛奶	1.5
粟米（煮）	7.5	腰果	0.4		

附录三 世界卫生组织 5 岁以下儿童生长标准图表

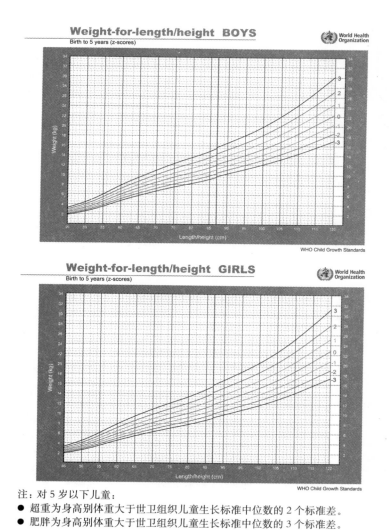

注：对 5 岁以下儿童：
- 超重为身高别体重大于世卫组织儿童生长标准中位数的 2 个标准差。
- 肥胖为身高别体重大于世卫组织儿童生长标准中位数的 3 个标准差。

附录四 世界卫生组织 5～19 岁儿童青少年生长标准图表

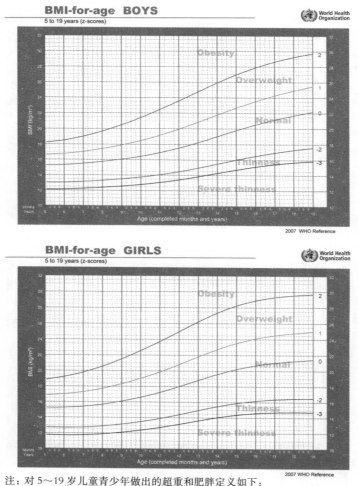

注：对5～19岁儿童青少年做出的超重和肥胖定义如下：
● 超重为年龄别身体质量指数大于世卫组织生长标准中位数的1个标准差。
● 肥胖为年龄别身体质量指数大于世卫组织生长标准中位数的2个标准差。

丛 书 后 记

"家政教育系列丛书"终于和读者见面了。

在策划这套丛书时，上海开放大学王伯军副校长提出了丛书的三个定位：非学历培训教材、学历教育参考用书、家政相关方学习用书。这样的定位不仅科学，而且切中了行业发展的痛点。首先，这是一套非学历培训教材。缺乏规范、高质量的培训，是目前家政行业面临的最主要问题之一，以往的培训重技能、轻知识、忽视素养，而目前市场上涉及家政行业的知识性、素养类的读物几乎没有，丛书的出版可以说填补了这一空白。其次，丛书也是学历教育的参考用书。上海开放大学是上海最早举办家政高等学历教育的高校，目前也正在成体系建设家政学历教育的教材，但学历教育仅有教材是不够的，应该配套建设一些课外读物，拓展学生的视野和知识面。最后，家政相关方，特别是作为服务对象的家庭，也是需要学习的。事实上，有些家政服务过程中的矛盾，就源于被服务家庭对于家政服务员、服务过程的错误认知。如果被服务家庭的成员也能读一读本丛书，对于改变他们对家政行业的认知、提高服务辨别、促进双方关系都是很有帮助的。

"家政教育系列丛书"从策划到最终出版，历时一年半时间。2020年下半年，上海开放大学王伯军副校长提出，要在已有的"智慧父母丛书"和"隔代养育丛书"基础上，编撰一套"家政教育系列丛书"，以进一步完善上海家长学校的教材体系。随后，在非学历教育部王松华部长的直接领导下，很快组建了以公共管理学院、人文学院家政相关专业教师为主的作者队伍，并经过多次研讨，明确了各自主题、丛书体例等具体要求。2021 年 3 月份，丛书作者陆续交稿，经过几轮修改后，丛书正式出版。

丛书能够顺利出版，应当感谢多方面的支持。首先要特别感谢王伯军副校长，作为丛书的总策划，王伯军副校长全程参与了丛书的编写，多次主持召开研讨会，从选题到风格，给予了全方位的指导；要感谢非学历教育部王松华部长、姚爱芳副部长，两位领导对于丛书的出版给予了大力支持，提出了很多宝贵的建议，非学历教育部的应一也、张令两位老师做了大量沟通协调工作，让丛书更早地与读者见面；要感谢上海远东出版社张蓉副社长所率领的编辑团队，他们在书稿的语法、格式、文字等方面提供了全面、细致的帮助，让这套丛书更加规范、更加成熟。

还要感谢上海市妇联翁文磊副主席，她长期以来关心、支持上海开放大学家政专业建设，每年都到学校参加各类家政专业的各类活动，给予具体指导。还要特别感谢本书编委会副主任、上海市家庭服务业行业协会张丽丽会长，张会长在担任上海市妇联主席期间，支持市妇联与上海开放大学合作成立女子学院，并且建议女子学院举办家政大专学历教育，是上海家政高等教育的奠基人之一。担任行业协会会长后，继续支持家政学历教育和职业培训的发展，为家政行业的职业化、正规化做出了突出贡献。

家政是一个具有光辉历史和悠久文化的行业，家政专业是一个正在复兴和充满朝气的新兴专业。"兴"体现了丛书出版的必要性和紧迫性，"新"则说明了丛书的局限和不足，加之丛书从酝酿到出版只有一年多的时间，疏漏错误之处难免存在。希望广大读者多提宝贵意见，我们将在未来的改版中不断完善。

最后，衷心祝愿家政行业不断发展，家政教育蒸蒸日上。

丛书副主编

上海开放大学学历教育部徐宏卓

2021 年 7 月 1 日